自閉っ子を見くびってはいけない！

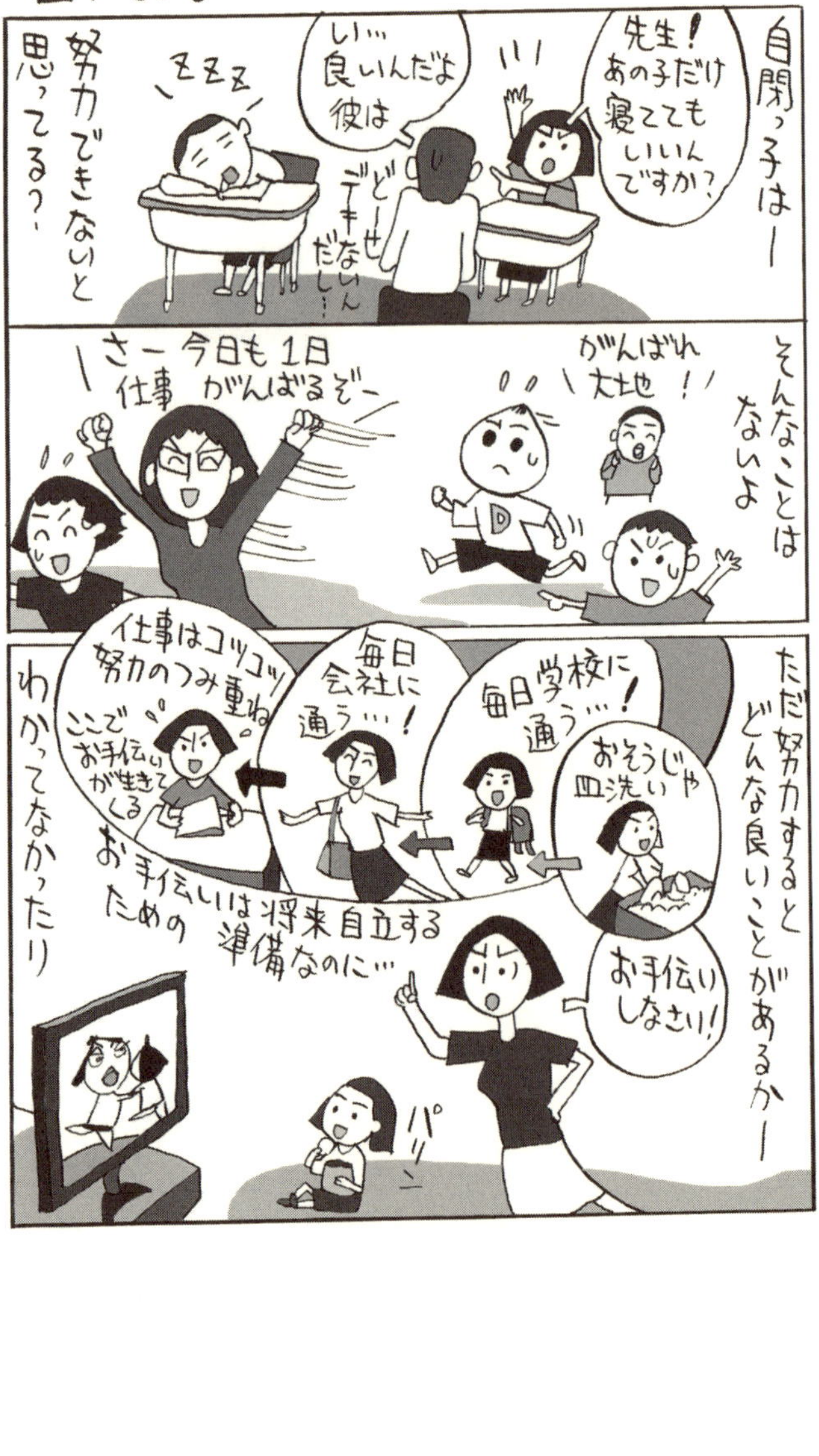

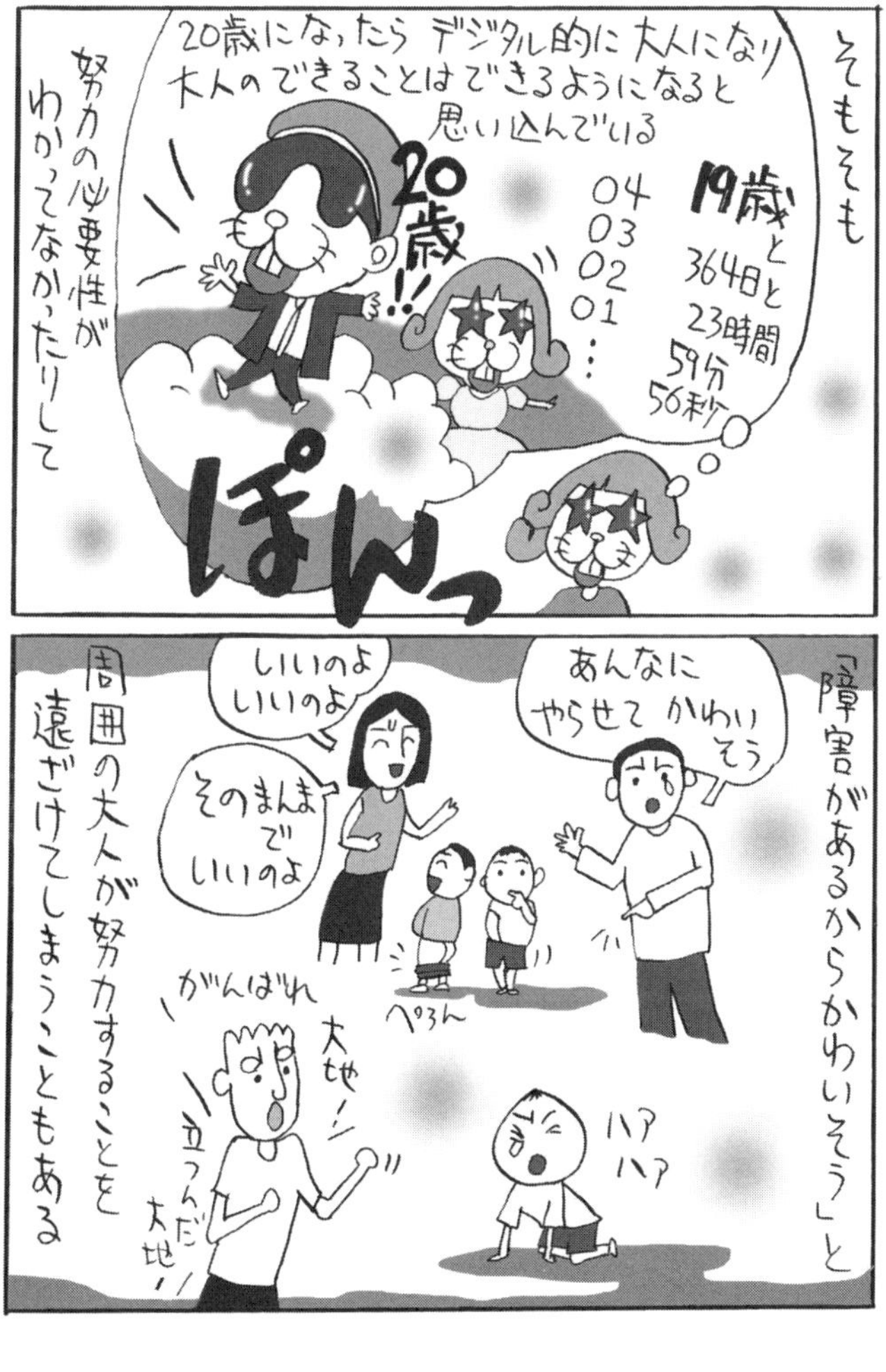
そもそも
20歳になったら デジタル的に 大人になり
大人のできることはできるようになると
思い込んでいる
19歳と
364日と
23時間
59分
56秒
04
03
02
01
…
20歳!!
ぱんっ
努力の必要性が
わかってなかったりして
「障害があるからかわいそう」と
あんなに
やらせて かわいそう
いいのよ
いいのよ
そのまんまで
いいのよ
ぺろん
ハア
ハア
がんばれ
大地!
立つんだ
大地!
周囲の大人が努力することを
遠ざけてしまうこともある

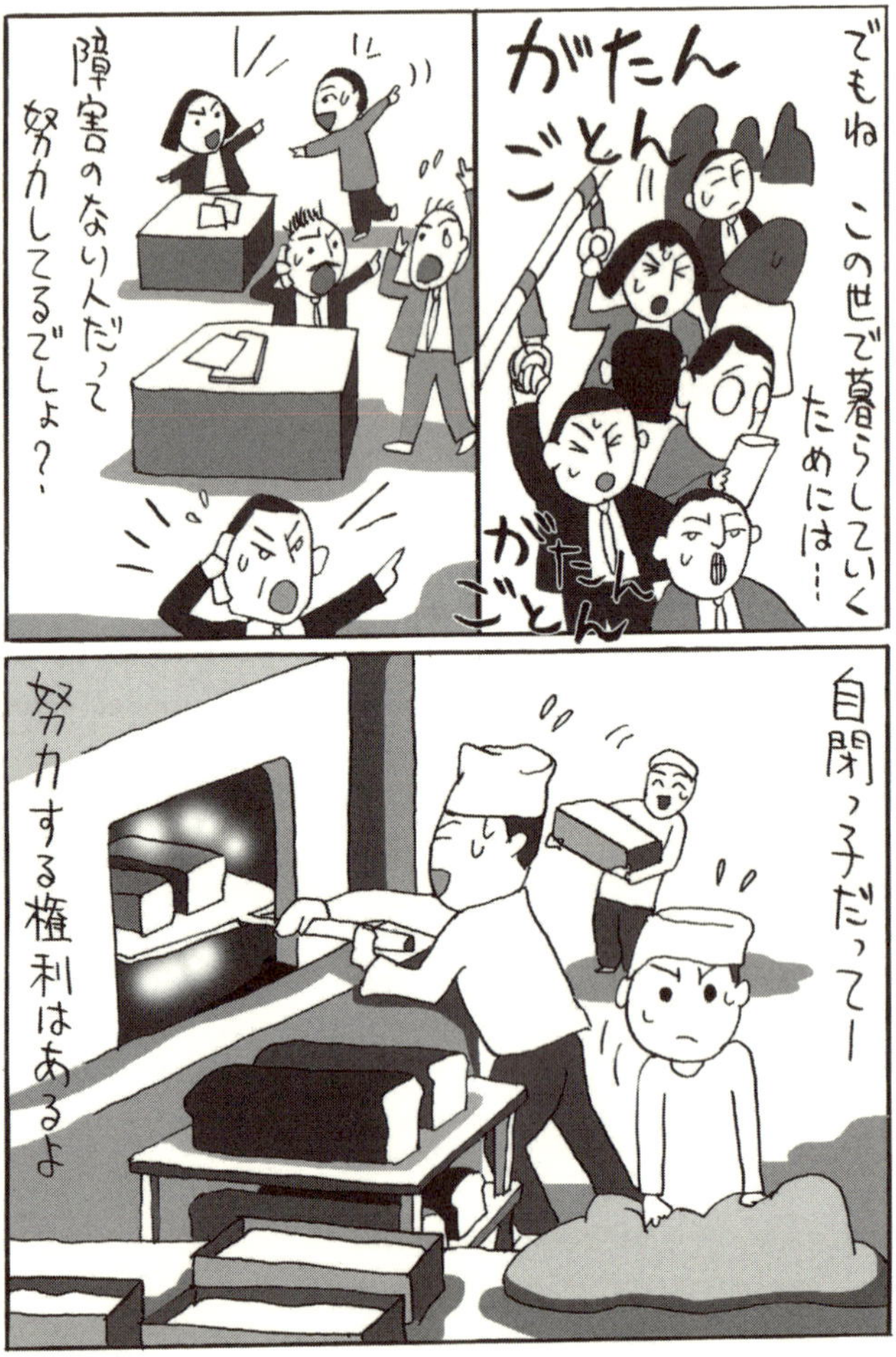
でもね　この世で暮らしていくためには…
がたんごとん
がたんごとん
障害のない人だって努力してるでしょ？
自閉っ子だってー
努力する権利はあるよ

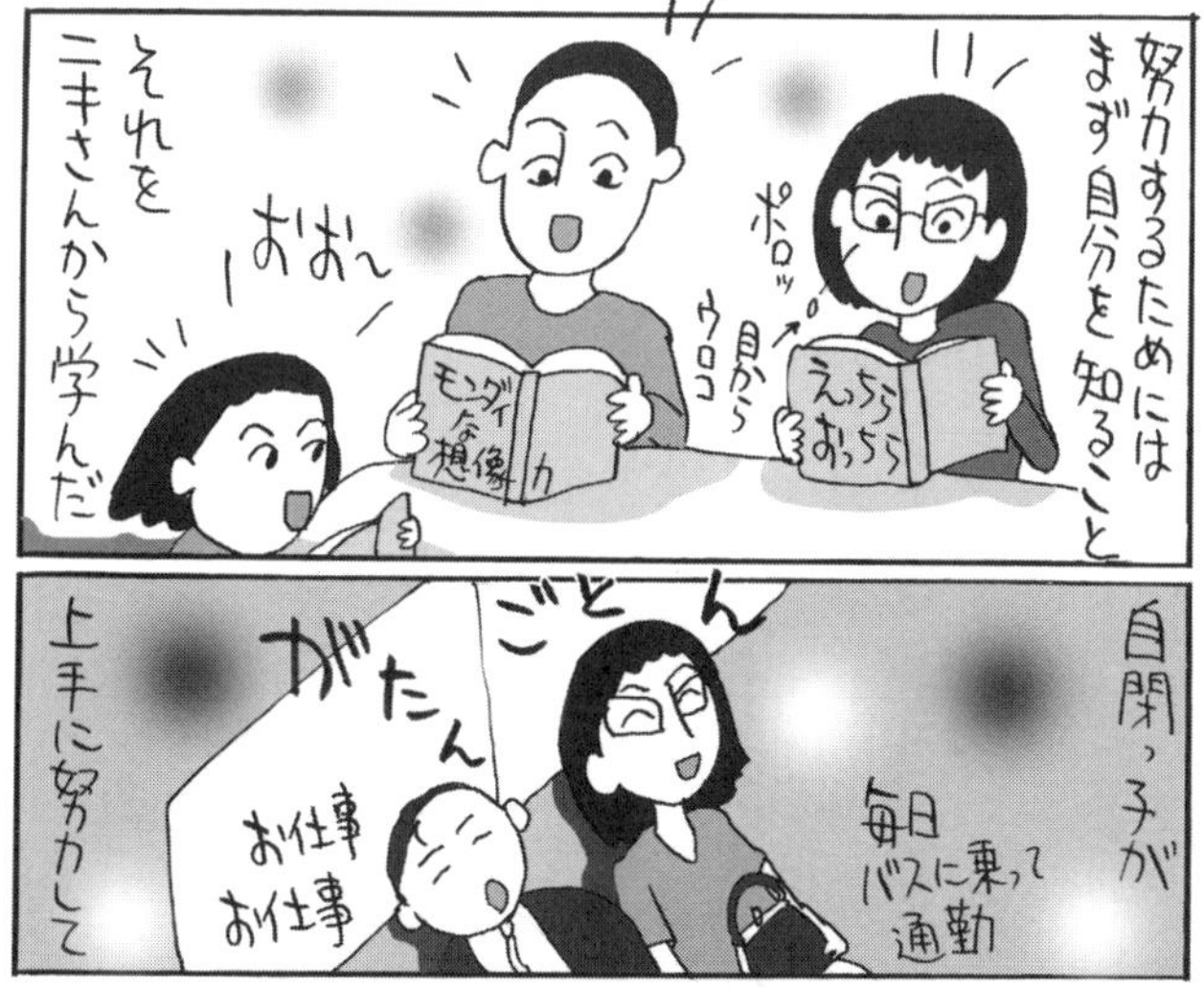
努力するためには
まず自分を知ること
ポロッ
目からウロコ
えっちらおっちら
モンダイな想像力
おおっ
それをニキさんから学んだ
自閉っ子が
毎日バスに乗って通勤
ごとん
がたん
お仕事お仕事
上手に努力して
上手に手抜きしてラクに生きていけるようになるには…
きまった時間には休む…
絵カード
生活の中でやるべきことを最初にスケジューリングする
それを考えてみよう

自閉っ子のための努力と手抜き入門　もくじ

〈第2章〉
努力と手抜きの現場報告　169

1

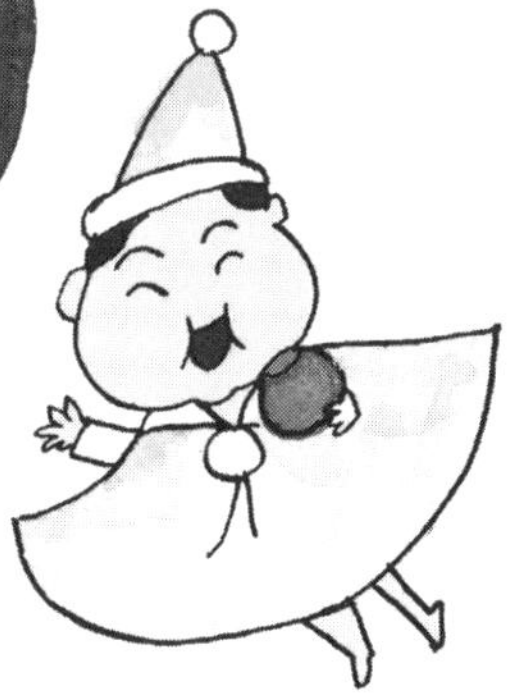

〈長い前座〉特別支援教育に携わる先生たちへの、一民間人からのお願い

「障害児の未来は、消化試合ではない」

浅見淳子（編集者・花風社代表取締役社長）

東日本大震災という国難を経験し、景気もなかなかよくならない昨今。バリバリの公務員であらせられるはずの先生たちの集まりに行ってもお酒が入るとふと「六十五歳まで定年延長っていったって、その年まで小学校の教師やってられないよ〜体力勝負だから」とか、「でも年金出ないし」なんていう本音が聞けたりします。でもね、先生方、こういう時代だからこそ、支援級で教えている先生方の役割って、すごく大きいのではないでしょうか。

発達障害の子どもたちが、先生方の年金を支えられる人たちになるか、あるいは百パー

セント福祉の中で生きていくのかは、先生方の育て方にかかっている。もちろん教育というのは学校の中だけではできないので、家庭との連係プレイではありません。でも、家庭はバラエティに富んでいますが、学校は良くも悪くも均一的にできるところが特徴。その均一性をいかに「日本の国全体がいい方向に行くほうに持って行けるか」ということを、一民間人としてお願いしたいということで、今日はお話しさせていただきます。

まず、大原則として知っておいていただきたいのは「障害児の未来は、消化試合ではない」ということです。実は、こう決め付けてしまっている人が、結構いたりします。学校現場にも、親御さんの中にも。

なんらかの発達障害である、という診断がついて、支援級に移ってお勉強したらどうだろう、という話が出た時に、保護者の方が納得するのに時間がかかるというのは、気持ちはわからないでもないですよね。そして実際、全国的によく見られる現象のようです。特別支援級というものにいいイメージというものがまだ広がってなくて、普通級でついていけなかった、落ちこぼれた、という風にとらえられてしまう。もしかしたら、教育現場にもそういった意識がある方がいらっしゃるかもしれません。例えば、デイケアみたいに難しいお子さんをとりあえず授業時間だけ預かるために特別支援級ができたような意識が、心のどこかにあるかもしれません。

けれども本来、特別支援教育が始まった時の目的はそうではなかったと思います。最初は、特別支援級を設けることによって、不登校になっている子を減らすとか、ニートになりそうな子を働ける大人にするとか、そういうことが盛んに謳われていたはずなのです。けれども、始まってしまうと、働けるというよりは、育てるというよりは、みんなの邪魔にならないように時間を過ごさせるということが主目的になってしまっている学校は皆無だと言えるでしょうか？ だとしたら、障害のある子の未来はどうなるのでしょうか？ この子たちは、生涯にわたって社会から隔離されるべき存在ではないはずです。

特別支援教育に携わっている先生方には、ぜひ、「障害児の未来は消化試合ではないんだ」「特別な支援を受けながらも、将来は社会《みんな》の中で生きていく子たちなんだ」ということを肝に銘じていただきたいと思います。はっきりと診断のつく方だけではなく、グレイゾーンの方も含めて、その方その方のいいところというか、伸ばせるところを伸ばしてあげてほしいと思います。


では、発達障害ってどういうものかということから考えていきましょう。私のような福祉にも教育にも縁のなかった者が、どうやって発達障害というものを理解してきたか、そのプロセスをお見せしましょう。

今、発達障害の中でも、自閉症スペクトラムの方が一番多く見られるようです。自閉症スペクトラムの特性を全く持っていない情緒障害のお子さんはあんまりいないのでは、という実感があります。その中でも、ADHDに見られるような多動性・衝動性を持っている方もいるし、持っていない方もいます。そして、その障害のレベルも様々です。

一般に自閉症スペクトラムについて説明するときにはまず、「三つ組みの障害」が持ち出されてきます。①社会性の障害 ②コミュニケーションの障害 ③想像力の障害 この三つが「三つ組みの障害」と言われています。でも、この説明で自閉症のことがわかるでしょうか？

例えば社会性の障害というと「友だち百人できるかな」みたいなのを思い浮かべるかもしれません。実際、小学校で重視される社会性ってそのように「友だち百人作らなくちゃいけない」、すなわち「出会った人とは誰とでも仲良くしなくちゃいけない」という方向に行ってしまいがちです。

ところが実は現実の社会に出てみると、有害な人には近づかないこと、そういう人からは身を守るのも社会性だったりします。あるいは、嫌いな人とケンカはしないけど深くコミットしないというのも社会性だったりします。なかなか人の輪に入っていきにくい子に対して、人と仲良くしなさいといってプレッシャーをかけ、人と仲良くできないことに劣等感・罪悪感を育ててしまうと、大人になってから、「友だちだろう、ハンコ捺せよ」と言われて友だちでい続けたくてハンコを捺すべきではない書類に捺してしまったり、という悲劇が起きたりするそうです。

「社会性＝誰とでも仲良く」では必ずしもないのですね。少なくとも学校の外では。広い世界、大人になって生きていかなくてはいけない世界では。

これほど社会性の障害というのは奥が深いのですが、通り一遍の三つ組みの障害の紹介ではなかなかそこまでは語られません。そして、この通り一遍っぷりが、間違った理解と対応につながっているのではないか、それが私がしばしば感じることなのです。

次に、コミュニケーションの障害というのを見てみましょう。単純に言葉のない人や、言葉が通じているけれども発語のない方とかがコミュニケーションの障害と一般的にみなされていますが、たとえばうちの著者のニキ・リンコさんはどうでしょう。

本も書けるくらい日本語も巧みですし、言葉も定型発達のお子さんよりも出るのが早かったそうです。実際非常に流暢にしゃべるのですが、コミュニケーションの障害がないかっていうと、ばっちりと、あります。コミュニケーションの障害というのも、一般に思われているよりとても深いものなのです。

ニキさんの著書をお読みになって、その堂々たる言葉の掛け違いぶりに彩られた生育歴を見ていただければ、コミュニケーション障害の奥深さがおわかりいただけるかと存じます。

あと、想像力の障害とは何かと思われると思います。私もこれ、初めは全然わかりませんでした。というのも、ものすごくファンタジックなことを言ったりする自閉っ子っています。自分の心の中で○○王国といった王国を作り、そこに住むキャラを動かしていたり、そういうファンタジーの豊かな方は、自閉圏の方にけっこう多くいるので、想像力に障害はないのだろうと思ってしまいがちです。私もそうでした。

でも後にニキ・リンコさんが『自閉っ子におけるモンダイな想像力』という本を書いてくれて、確かに想像力の問題があるなということがわかってきました。

以上とても駆け足ですが、さらっと三つ組みの障害を私という素人がどのように理解してきたかを書いてみました。三つ組みの障害ということに対して専門家の本を読んでもなかなかわからないものだ、通り一遍の理解ではかえって対応を誤ることがある、ということをわかっていただければありがたいです。

さて、私が、自閉症の人に本を書いてもらうようになって、一緒に働いて、最初に何がわかったかというと、この人たちが抱えている身体的なつらさです。虚弱という弱さを持った人もいれば、運動を極端にできないとか、ボディイメージがあいまいというか、「自分の身体かどこからどこまでかがわからない」ということを言う人もいました。

『自閉っ子、こういう風にできてます！』という本はおかげさまで広く読んでいただくことになりましたが、この中に「コタツの中の脚」という一節があります。自閉症スペクトラムのお二人が、「コタツの中に入ると自分の脚がどこにあるのかわかりません」と言うのです。自分の脚の位置を目で確かめないと、コタツから立てないということを大まじめに言うのです。そういう身体を持って生まれてきた、だから、この人たちはそれが普通だと思っている。普通の人もそうだと思っている。そういう不思議な身体感覚を持っていることが、衝撃的な発見でした。

自閉症は、脳機能障害です。脳は情緒だけを司っているわけではなく、身体の不具合にまで影響を及ぼしていることは、考えてみたら当たり前のことなのです。しかし、私たちに関係のある情緒的な部分にのみ着目された支援がされると、ご本人たちにとっては的を外した支援になります。身体感覚にバグを持った方と接すると、身体の不具合が社会生活の妨げになっていることがわかります。

特別支援教育が始まって、発達障害者支援が進んで、地域によりますが、自閉症スペクトラムという診断があればＩＱがある程度高くても療育手帳を出すようになった自治体が出てきたり、精神障害者の手帳を成人の発達障害の方が取りやすくなったり、いろいろ支援が進みました。しかも精神障害者の手帳を持った人が雇用率に換算されるという動きが出てきて、就労自体は右肩上がりに伸び、障害者枠での雇用が増えています。

では、実態はどうでしょう？　今支援級にいる子どもたちの教師や保護者も将来、障害者枠での就労を考えているかもしれません。けれども、現在、障害者枠での雇用は、低賃金・不安定雇用がとても多いのです。有期雇用や時給で働いている方が多いのです。正社員で働ける力があるのならば、そちらの方が精神的にも経済的にも安定するでしょう。

けれども今のところ、どのような形態であれ働いている人は成功者の部類に入ります。その方たちの話を聞いていて気づいたのは、成功には理由があり、それはしばしば「体力」であるということです。重労働だから体力が必要だというわけではなくて、例えホワイトカラー的な仕事をしている当事者の方でも、ラッシュの中を電車で通い、週五日九時─五時働く人がようやく雇ってもらえるのです。

一般就労の場合、送迎はありません。地方であれば車の運転ができたほうが有利ですし、都会であればラッシュに耐えうる体力が必要です。ですから、社会性だとかコミュニケーションを伸ばしても、体力がないと雇ってもらえないのが現状です。いい大学を出たり、勢いで大学院に行ってしまったりという発達障害の方でも、週五日労働がどうしてもできないという人が多いのです。要するに体力がついていない。それを考えると、実は、社会性、コミュニケーション、想像力に対処する前に、あるいは、ＳＳＴ（ソーシャルスキルトレーニング）をやる前に、とくに小さいときから取り組めることとして、まず体力づくりをしなくてはいけないのではないかという素朴な疑問が私の中に芽生えてきました。

そして、不登校の問題があります。特別支援教育が実施されるのは結構なことですが、障害特性だからといって積極的な登校の促しが少なくなるとしたら本末転倒です。親御さんの方にも「いいの、うちの子は学校なんか行かなくても」と、行かせなくてもいいと思っている方がいるようです。また、医療が不登校を後押しする現実もあります。

確かに、首に縄をつけて引っ張ってくると心の傷になるというのはよくわかりますが、成人の発達障害の人から聞き取りをしてみると、今たとえ不安定雇用であろうと自由業に近いものだろうと、現在何らかのかたちで働けている人でずっと不登校であったという人はレアです。

一時的には保健室登校をしたとか、数ヶ月不登校の時期があったとかという話をされる方はいますが、ずっと不登校だったという人はいません。学校というのはおそらく、「通うこと」自体に意味があるのです。他人の釜の飯を食べるというのは、決められた時間に決められた場所に行くというのが基本ですので、学校に通うというのは通うこと自体が将来のための準備なのでしょう。

だからそれを可能にするような学校の体制や家庭の体制を作っていただきたいし、不登校を放っておかないでほしいです。本人の将来を思うのなら、不登校を放置するとそのまま引きこもりになってしまう、くらいの危機感を持って対策をとってもらいたいです。

そうなると、その子にふさわしい配慮とは何でしょう? イヤならやらなくていいんだというのが配慮なのでしょうか? 学校なんて行かなくていいよというのが人権を重んじることなのでしょうか? そうではないと思います。

体力をつけること、登校できる環境を作ること。これだけは最低限、学校にお願いしたいです。そしてもう一つ、社会の中で社会に恨みを持たず生きられる子に育むために学校に期待することは、「嘘」を教えないということです。これは、私があえて自覚的挑発的にこういう言い方をしていますもので、「学校で嘘を教えているというのか!」と反発を感じる先生もいらっしゃるかもしれません。

先生方は嘘を教えるつもりは全くないと思います。一生懸命人の道を教えて、一生懸命世の中というものを教えていらっしゃる。私もかつて自分の児童生徒時代に、嘘を教えられたとは思ってません。ただ、自閉症の成人の方に聞いてみると、特有の認知の狭さがあるので、「あああ、そういう風に学校のいうことを受け取ってしまったのか！」、「そして結果的に嘘を信じてしまったのか！」と思うことがあります。

発達障害の子が聞くと嘘になってしまう学校独特の言葉の言い回しも定型発達の子は被害が少ない。というのも定型発達の子は、先生方の話を実は「話半分」に聞いているからです。ところが自閉症の人は、もっと狭く文字通り、ものすごく先生方の話をよく聞き過ぎているがゆえに「嘘」になってしまって、それを信じるがゆえに、世の中に出られないということが多いのです。

学校で教えることは「きれいごと」「建前」です。それは学校という場の性質上、ある程度しかたないことかもしれません。でも、「あわよくばこうなってくれるといいな」ということを「しなければならないこと」と取ってしまうと、それだけでとっても世の中が怖くなってしまいます。

私のブログ（http://blog.goo.ne.jp/tabby222）の中で先生方を初めいろいろな世界の方からアクセスをいただく記事の中に「三つの嘘」というタイトルのエントリがあります。学校では三つの嘘を教える。すなわち、①金儲けは汚い、②多数決は正しい、③誰とでも仲良くの三つの嘘を学校で教えられてしまったがゆえに社会的不適応を起こしている人が多いということをブログの記事に書きました。これを練りこんで、『自閉っ子と未来への希望』という本に書きましたので是非読んでいただきたいと思います。

この「三つの嘘」は、まあ間違いとは言えないのですが、全面的に信じると世の中を渡っていけません。そういう微妙なところの掛け違いで、自閉症スペクトラムの方は世の中を誤解してしまうのです。

例えば、金儲けは汚いでしょうか？　たしかにブラック企業みたいに労働基準法を無視するとか、不正なものを取引したりだとか、インチキ商売したりしてまで金儲けをするのは汚いと思うし、いずれは自分が罪に問われるので損なことですので、そういう商売はしない方がいいですね。でも、私は今日、本を販売してますが、買っていただくことで、うちはいろいろなところへの支払いができます。そして本日販売した手数料は、先生たちが震災の義援金として被災地に送って下さるそうです。つまり、「金は天下の回りもの」なのです。

私は、特別支援教育の目的は、「金は天下の回りもの」ということをわかりにくい子にわかるように教えることだと思っているのです。回す方の一人になるということが社会に出るということです。労働だけではなく、消費というのも立派な社会参加だし、必ずしもフルタイムで労働するばかりではなく、なにかしらお金を回す人の一員になるというのが社会参加だと思っています。

ところが、金儲けは汚いとかお金のことばかりを考えてはいけませんというと、子どもたちは企業に入ったときに、企業は営利団体だと気がつかないのです。企業と学校の切り替えができないのです。

ＩＱが高く偏差値の高い大学に行ける人でも、そういう言わなくてもわかるだろうという知識をすごく落としているのです。落としている上に金儲けは汚いと思い込んでいると、企業に入った途端、不適応を起こします。ですから、世の中の人はなんらかの労働をして、その対価としてお金を受け取って、それを消費することでまた誰かが潤って、世の中が成り立っているんだということを教えてあげてほしい。それができないのならせめて、あまりお金の悪口を学校で言わないでほしいです。先生たちだって、お給料がもらえるからこそ教師をやっているのではないでしょうか。無給でも教師という仕事をおやりになりますか？

お金は汚い、と信じ切って社会に出てしまうと、不適応を起こします。確かに、学校で教えるというのは難しいです。だから、せめて嘘を教えないでとニキさんが言っています。

教育というのは「官」なんですね。教育が「官」だということにはものすごく大きな意味があります。全国的にある程度均一なものを提供できるわけだし、貧しい子でもどんな環境に生まれてもとりあえず学校で義務教育は受けられるということで、日本の国全体にとっていいことです。

ただ、大抵の人は、「官」が育てて「民」に送り出すのです。そうすると、そこの切り替えが難しいのです。どういう切り替えかというと、「民」というのは、選び選ばれる世界であるということです。「官」は公平で平等なもの。けれども「民」は必要に応じて選び選ばれる世界なので、決して公平ではなくて、自分が公平な扱いをされなくても不当なことではないし、逆に自分が順位を飛び越えることもないとは言えないし、自由度が高い世界です。自分が入る業界によっても、ずいぶんその幅が違ってきます。だから入る業界の文化の下調べも大事です。

例えば企業の採用面接は点数では決まらない。たまたま、誰かが辞職して困っていたとき、前の人と同じようなタイプの人が来たらこれ幸いと採用するでしょう。今企業が伸ばしたいところをこなせる人が来たら、ペーパーテストの点数が高い人よりそちらを採用するでしょう。「そのときのニーズ」にはまる人は、より学業の成績がよいけれどもさほどその時点でニーズがない人よりも選ばれやすいのが採用というものです。

だから、選ばれなかったことが悪いことではないし、選ばなかった会社を罵倒する必要もない。ただ次を当たればいいだけということなんですが、そういうところがわかりにくかったりするようです。

なので、民間人とは選び選ばれる存在であるということを頭に置いて、みなさんは「官」の中から「民」の世界に子どもを送り出すのだということをつねに意識していただきたいと思います。定型発達の子は、この辺をあっという間に切り替えますが、自閉症の人で、それなりにいい大学を出て、それなりに職場に入って、不適応を起こして、世の中に腹を立てまくって引きこもり生活に入ってしまう人もいます。

そういう人に聞き取りをすると、世の中は不当だと思っている、自分を平等に扱わないと思ってますが、そうではなくて、向こうには向こうの都合があって、向こうの都合で選ばれなかったからといって自信をなくす必要はないんだということがわかっていなかったり、ということがよくあります。

だから、一番いいのは、最初から現実を教えるということです。先ほど申し上げたように、金銭教育も学校でするのがむずかしかったら、せめて金銭が悪いものだということだ

け は言わないでいただきたい。そして親御さんとの話し合いの中で、「障害があるからこそ早めに金銭教育をやった方がいいです」と言っていただきたいと思います。

療育現場では、自閉症スペクトラムの子には最初からお小遣いではなく全部報酬方式にするということも行われています。トイレ掃除したらいくらとか、お風呂掃除したらいくらとか、仕事をした報酬としてお金を払っていくということを実行している家庭もあります。「金で釣るのか」といった意見が必ず出てきますが、金で釣られるのが資本主義社会であり、我々大人はみんな金に釣られて仕事をしています。もちろん志があって職に就くのはたしかです。けれどタダだったらやらない人が大多数ではないでしょうか。現実的に私たち大人は金で釣られて仕事をし、そうやって家族を養い、ひいては世の中に貢献しているわけなので、最初からそれは正直に教えてあげてほしいですね。

支援校の高校生が作業実習に行ったときにも、親御さんからお金を徴収して、作業が終わったときに給料袋に入れて本人に渡し、本人はとてもうれしそうにそれを受け取り、旅行先でそれを使ったりしている試みも実践されています。そうやって働いて、お金をもらって、好きなものが買えてうれしいということをすごく早いうちから教えてあげると、社会に出たときに戸惑わなくてすむと思います。率直に言って、先生方が心を込めて紙メダルを作っても、そのようなものにごほうびの効果はありません。それをコンビニに持って行っても、何も買えません。心がこもっているからいいだろうというのは、こっちの文化なので、たんなる文化の押し付けに終わります。やはり「実弾」でないと、教育的効果は限られてくると思います。

皆さんは「なぜそこまで『現実』を教えなくてはいけないか」と思っていらっしゃると思うんですが、それは、この人たちは（私たちは「誤学習」と呼んでいるんですが）誤った学習の仕方をしてしまう脳みその持ち主だからなんですね。ニキ・リンコさんはその自分たちの認知特性を「俺ルール」等の言葉で表しています。

その誤学習が何で起きちゃうかというと率直に言うと脳の違いなんですけれども、おそらく背後に体感の違いがあると思います。

たとえば、「見えないものはない」という特徴があります。ニキさんはずっと「自分には背中がないと思っていた」と言っています。友だちの背中は見えるんだけど自分の背中は見えないので、体感が弱いと、自分には背中がないと思えていたようです。そうすると、ないことになるんですね。

見えないものの最たるものと言えば「他人のフォロー、他人の努力」ですよね。見えないので、ない。他人は努力していない。そのまま成人になってしまうと、自分の努力は自分で体験しているからわかるんですが、自分はこんなに努力しているのに他人ばかりうまくいっているようでくやしい！　ということで、世の中に恨みを持って行くというケースがあったりします。

これも本当に認知特性から来るもので心の闇なんて大げさな問題ではありません。だから「あなたが暮らしていられるのはパパとママが頑張っているからなのよ」なんてことを普通の人は言わないかもしれないんですが（うちは結構言われて育ったんですけれども）、そういうことをちゃんと教えてあげると、「ああ、そうか。パパとママが一生懸命働いてくれるから毎日ご飯が食べられるんだ」なんていうことをちゃんとわかってくれたりする人たちです。この人たちは素直に受け取ってくれます。

そこで「なんだ恩に着せやがって」という反応はあんまりしなくって、「そうなのか、教えてもらってありがとう」という反応が多くて。だからかえって、定型発達の人よりつきあいやすい面があるんですね。

そして、「どこからどこまでが身体かはっきりしない」と、自他の区別、自分と物の区別がつきにくいです。私はこうマイクを持っていて、私には固有受容覚の認識というのができているので、自分の握っている手とマイクの区別はつきます。ここが手で、これがマイクです。そういうのがつかなかったりすると、自分と他人の区別ってつかないし、自分の物と他人の物の区別がつきにくいことにつながります。わがままと思われる現象も、悪気はないのかもしれません。ただ、認知の掛け違いなのかもしれません。

私は、自閉症の人って情緒とか心とかいう面では、われわれとさほど変わらないと思います。たとえばもちろん自閉症の人も、人を好きになったりします。恋をして結婚したりとかします。それで「旦那さんのどこがよくて惹かれたの？」ときけば「あの人はじゃまにならない人だから」なんて言ったりすることがあります。それは本人としては最大限のほめ言葉なんですね。五感に過敏性のある人だったりすると、「なんか、見た目にも暑苦しくないし、においも悪くないし、ようするに五感への刺激物としてじゃまにならない人だから好きになりました」みたいなことをしゃあしゃあと言います。

それを私たちはすごく冷淡に感じたりするのですが、そうじゃなくて、本当に五感が違うし世界の切り取り方が違うのだと、そのへんわれわれがもうちょっと寛大になった方がいいですね。その方がたぶんお互いに生きやすくなると思います。

自閉症の人もわれわれも、心は変わりません。好きな物嫌いな物があり、好きな人嫌いな人がいます。やりたいこともあるしやりたくないこともあります。ただその切り取り方がすごく違うことがありうる、と私は考えています。

認知の形式がとっても違うから、本人たちとしてはきちんと教えてもらったことを守っているつもり。だけど、それが世の中にあんまり受容されないので世の中への恨みになっているというのが、今の支援を受けずに育った成人世代の一部にいます。もちろん、そこから立ち直っている人もいっぱいいるんですよ。診断がつくようになって、自分の認知の偏りを知って、そこから逆に世の中というものを知って立ち直っていっている人もすごくいっぱいいるんですけれども、一方で世の中への恨みごとになっていって、引きこもり状態になっている人もいます。

世の中を恨む原因を一つ、やはり学校教育が作っています。現実を見てみると、日本の国は右肩上がりとはいえない時代ですし、大変なことも多いです。でも、その中でも希望を持っていけることも多いんです。これだけの国難にあった中でも、良くも悪くも滞りなく毎日の暮らしがあるわけです、われわれが小さい頃よりはずっと町の中が清潔になったし、今のお子様が履いている紐靴みたいな高級そうな靴、履いているような子はいなかったですよね、昔は。贅沢なグッズが普通に流通していると思いますし、全世界的に見てもインフラでは（原発の問題はありますが）世界一ですし、こんなに便利な国はありません。

全国津々浦々どこへ出張しても、お風呂でひねれば熱いお湯が手にはいるなんて、これはヨーロッパの先進国の都市でもなかなか得られない便利さです。

震災直後、計画停電ということで、関東の方で大騒ぎしてましたけれども、世界を見渡してると、先進国でも無計画停電はざらにありますし、水道水が飲めるのは世界で六カ国ぐらいらしいです。そういうことを考えるとかなりいい線いってる国なんですが、なぜか学校ではあんまりそういうことを教えてあげなくて、「だめなんです日本は」ということがとっても多い。でもそれは先人に対して失礼なことなので、もうちょっと日本のいいところも教えてあげてください。その国の中でスタートを切るっていうことはものすごく有利なことなんだよ、ということも教えてあげてほしいなあと思います。

次にSST（ソーシャルスキルトレーニング）について思うことを一言。色々な教育現場で実践されていると思いますし、病院などでもやっていることがあります。私もSSTには結構立ちあったことあります。そして正直言って、ぴんときたものがあまりありませんので、効果のあるSSTがあったら逆に教えてほしいとつねづね思っています。

どこかには、効果のあるSSTがあるのかもしれないと思ってはいます。でもまあ今のところ私は、SSTというものには限界があるのじゃないかと考えています。ある程度は有効だと思います。例えば、「こういうときに、こういう挨拶をしましょう」とか、ご挨拶とかそういうものというのは、社会に出るとき、大事ですから。相手の機嫌を損ねなければ、一歩不利な状況が減りますから。そういう基本的なところは大事だと思うんですけども、ただ、多くのＳＳＴを見ていて思うのは、汎化が効かないんですよね。ただのまる覚えになっているんです。

やっぱり世の中の仕組みからわからないと、本当に適切な振舞いはできないと思いますし、逆に仕組みからすとんと落ちるとのみこめる人もたくさんいるので、人によっては仕組みを教えてあげたほうが近道なのではないかと考えています。

あと、どうも一般的に使われているＳＳＴの教科書とか、教材とか見てると、そこまでへりくだらなければ世の中やっていけないのかな、というものが多いような印象を私は持っています。そこまでへりくだらなくても、さほど失礼な印象を振りまかずに、もっと自由に世の中を渡っていけるのではないか、と思わされる教材が多いです。あんまりへりくだることばかり覚えると、逆に世の中が怖くなってしまわないでしょうか。結果として、「社会は怖い」ということをＳＳＴの授業が教えていくのは逆効果だと思えて仕方がないのです。

「社会が怖い」というのは、これはもしかして、今この講演を聴いてくださっている先生方の中にも、「いや、社会は怖いもの」だと思っている人もいるかもしれません。そこが、私と決定的に違うところでしょう。私に言わせると、社会とは全然怖い場所ではありません。もちろん、ゆるい場所ではありません。日々努力し続けなければいけない場所です。この中で生きていくことは、日々修行です、でも、怖くないです。全く怖くないです。特に日本の社会は。

これからますます格差社会になるかもしれませんが、格差容認社会ではありません。インフラも整っているし、人あたり優しいし、治安もいいし、競争社会といってもゆるいです。弱肉強食でもないし、社会は怖くないです。もしかするとそうじゃないと思っている先生もいらっしゃるかもしれないですけど、私は、「社会は怖くないです」と私の周りの自閉症の人に言っています。

先日読者の方から、このようなお便りをいただきました。「今まで、自分は自閉症支援といえば、周りの人に自閉症をわかってもらうことだと思っていました。でもそれではだめですね」

わかってもらうための活動は、たった今も私、先生たちの前で実行中です。ここに来て先生たちに、「深読みしないでね」というお話をさせていただいています。「この子たちは悪い子に見えることもあるかもしれないけど、わりと身体に原因があったり、変なところにかけ違いしてるだけだからね」とか、「あんまりがみがみ迫ってもかわいそうだし、第一、合理的じゃないし、賢いやり方ではないですよ」とか「社会に送り出すという意識で育ててくださいね」っていうお話をさせていただくために、私も方々に行きます。これも「わかってもらうための活動」です。

でも、一般社会にわかってもらうことには非常に限界があります。私は発達障害にかかわって最初の数年間はわかってもらうための活動ばかりやっていました。わかってもらうということの限界に突き当たったのは、ひとつはやはりなかなか理解が難しい障害だという事実を痛感したことです。今皆さん、頭がはちきれそうなほどの新しい情報があると思っている方もいらっしゃるかもしれないですけど、要するに、すごくわかりにくいんですよね。わかりにくい情報なんです。それをわかってもらうということは相当意欲のある人でも、能力が追いつかないと思います。能力が追いついても適用を間違えることがあります。

先日、うちのブログにコメントを書き込んでくれた方がいました。自閉症支援の世界の大御所と言える先生が、その方をみるとかけよってきて、「こんにちは」と言われたんだそうです。「アスペルガーの人には突然声をかけてはいけない」と講演ではおしゃべりになっているのに、「私には突然声をかけて、パニックを起こしてしまった」みたいなことを、私のブログに書き込んでくれたんですけれど、よほどその大御所の先生はその方に会えたのがうれしかったのだと思います。そうなると大御所でも、時々適用を誤ったりすることがあるくらいですので、一般社会に「わかってもらう」ことには、すごく限界があります。

あと私は自分の個人的な体験として、自閉症者による法被害を受けました。そして、裁判を起こしました。民事では勝訴して、刑事ではきっちり有罪になってもらいました。被害を受けたときに、支援者は驚くほど手を打たなかった。見ていても放置している人がほとんどでした。また一方で、自閉症の方が事件を起こしたというときに、「それを報道しないでくれ」と支援者の方々が束になって報道規制に走る現実も見ました。それでいて、自分たちの目の前で、足下で事件を起こしている人は放置という実態を見ました。

これじゃあ、支援の世界がどれだけ自閉症者への偏見をなくしてくれと訴えても、世間は納得しないだろうと思いました。そこで、「わかってもらうことの限界」を知りました。わかってほしいのなら、社会に対してフェアでなければいけないはずです。

私が受けた法被害というのは、具体的にはどういうことかというと、ニキ・リンコさん、先ほども話したうちの著者のニキ・リンコさんが実在せず、「私のでっち上げキャラである」そういう説をとなえた人がいたわけです。彼女と私は方々で一緒に講演などをしていますので、そうではないことは明らかなんですけども。「証拠を出せ」と脅迫状を送ってきたんですね。そして私が詐欺をはたらいているという自説を、延々とネットで展開していました。そして支払い調書を出せとか、二人の夫の戸籍を出せとか、本来他人が見る権利のないものを出せと言ってきたんですね。

それでこちらから裁判を起こしたんですけれども、その時に、支援者の論理と司法の論理とでは、ものすごく広い隔たりがあるということに気がつきました。支援者というのはニキさんと浅見さんが同一人物だということを思いこんじゃっているんだから、何とか違うって知らせてやれって、それを一生懸命教えようとするんです。でも、パスポートだとか、戸籍だとか、支払い調書だとか、本来見る権利のないものを見せたら向こうのごね得です。ごね得に妥協してでも、なんとか、その人を説得しようとする。それが一般的な支援の世界のやり方です。ところが、私たちが頼んだ弁護士はこう言い切りました。「あっちが納得する必要はないんだ。納得しなければいけないのは裁判所だけ」と。

その通りでした。向こうはありとあらゆる書類を見せろといっていたんですけども、民事では裁判所はそれは、一切認めなかったです。警察には、逆にあらゆる証拠を提出しました。刑事事件の場合には、こちらの情報が向こうには漏れないので安心して出しました。そして、有罪判決が下りました。この事件を通じ、支援者の論理と司法の論理というのはまったく違うのだと私は知りました。

要するに、支援の今までの潮流としては「治らない障害だからしかたがない」。しかたがないから、時には正義まで曲げる。でも「治らない障害だからしかたがない」んだったら、何のために特別支援教育をしているんでしょうか？

先生方に聞いても、十六人のクラスに四人教師がついてますとかおっしゃいます。それは、明らかに、余分な税金払ってるわけですよね、特別支援教育を受けている子を一人育て上げるために。それが悪いのではないです。それだけ国に余力があることを前提に、当然の権利だと見なされているのでしょうし、いつまでもそういう余裕がある国であってほしいと思います。でもだからこそ、健常児よりたくさん税金をかけて、ニート育成してるのってどうなの、っていう話になります。

そして、大人になっても劇的に変わっている人は、実はいっぱいいるんです。うちの著者でも、藤家寛子さんなんかはかつて二次障害のデパートみたいな人で、一回講演したら、三ヶ月でも寝込まなければいけないような、そんな体力のない人だったんですけど、今、一般就労しています。本当に数年の間に、劇的に変わりました。そういう人も中にはいます。

人間はみんな偏りを持っているから、自閉症に生まれた人は、ずっと自閉症的な認知をすることは当たり前なのだけど、でも、身体を丈夫にすることはできるし、社会のルールを覚えることはできます。それのほうが共存への近道だと、そういう方向に、私は舵を切り直しました。

私は、自閉症の人に、自閉症でなくなってほしいとは思っていません。愛すべき所もあるし、生かせるところもあるし、何しろこの世に命を与えられた以上、私たちの同朋として、個性を持った人間として、われわれと同じように切磋琢磨しながら育っていけばいいと思います。でもとにかく、楽になってほしいと思います。もうちょっといろんな意味で。ご本人たちも、我々周囲で見ている人たちも。

そんなときに、神田橋條治先生とのお仕事がありました。私にとって、一生の思い出になるというほど意義深い仕事でした。神田橋先生たちと一緒に作った『発達障害は治りますか？』という本が言ってることは結局何かというと、脳みその特性は生まれつきである。でも、弱みの裏にその人の強みがあり、活かすことができる。そのための手段はいっぱいある。脳は発達しようともがいているのだから。脳をラクにすることによって発達が起きてくる、という考え方でした。

実際、神田橋先生の所に行くと、三十年引きこもりをしてた人がハローワークに通い始めたりしてしまうそうです。先生の本を出させていただいてからも、たびたび読者の方々から素晴らしいご報告をいただきます。そういう奇跡みたいなことを起こせるだけの、いろいろな脳みそをラクにするしかたを先生はよくご存じなのかなと思っています。

そして脳をラクにするという観点から、学校現場のことも考えてみます。環境調整、環境調整って、一部の意識の高い親御さんや専門家に学校はうるさく言われていると思います。特にTEACCHや何かを勉強されてる親御さんというのは、学校に不満を持っていることがとても多いと思います。もうちょっとああしてくれこうしてくれ、たとえば学校の掲示物をあれしてくれとか、明かりがどうのこうのと、団体生活では、難しいような要求をいっぱい出されるかもしれません。それにどう対応するかは、現場により様々でしょう。私としては、「環境調整というのはわがままではない」という意識を持っていただきたいと考えています。

環境調整というのは、発達を促すのではないでしょうか。というのは、その子にあった環境を作ることによって、その子の脳みそがちょっとラクになります。そうしたら、それが発達に向かいます。そういう風に考えていただけないかなと最近思っています。環境調整は支援に留まりません。発達を援助します。

発達障害というものを考え続けてきた私にとって結局、すごくわかりやすい説明はこれでした。「部分的につながっていない」状態だという考え方です。だから、知的な遅れがあったりなかったり、社会性の遅れがあったりなかったりしても不思議ではありません。『発達障害は治りますか?』の本の中で、私にとって救いになった考え方は、先ほども言ったように「弱みの裏に強みがある」ということでした。だから、知的障害のある方にも強みがある。言葉によるコミュニケーション力の弱い方にも強みがあるとか、どこか強いところがあるということを、神田橋先生が教えてくださって、私にとって、多くの障害のあるお子さんの将来を考えたとき、目の前が開けたように、希望が湧いてきました。

あと、脳には可塑性があるということですね。脳には可塑性があるし、身体からアプローチすることによって、脳の可塑性を利用して脳を発達させることができるということをこの本づくりの中で知りました。脳についてずいぶんわかってきています。これからもわかってくるでしょう。その知識が広がれば、障害のあるお子さんの未来が明るく見えてくる人も増えるかもしれません。

今後の発達障害支援のアプローチというのはむしろリハビリに近くなってくると思っています。そのために必要なのはその子のどこが強くてどこが弱いのかという細かな特性を把握しなければいけない、そのための本を作るつもりで企画に当たっています。そして岩永竜一郎先生、長沼睦雄先生、ニキ・リンコさんなどのお力を借りています。

どの人にもいいところがあるように、私のいいところはここだと思っています。つまり、これだけの出会いがいただけるというところが。ニキさんにしろ、藤家さんにしろ、神田橋先生にしろ、長沼先生にしろ、岩永先生にしろ、素晴らしい方々とご縁がいただける。そこが自分の強みだと思っています。

私は神田橋先生にこう伺ったことがあります。「私、現世では徳を積んだ覚えはないんですが、前世でいい行いをしたんでしょうか？ なんかいい出会いに恵まれるんですけど」と。

神田橋先生には、「わははは」と笑われました。神田橋先生が前世までおわかりになるかどうかは知りません。でもとにかく、こういうカンとか悪運とか、そういうのも脳みその能力らしいです。だから、知的障害のあるお子さんたちにも何か強みがあるはずです。長沼睦雄先生と作った『活かそう！ 発達障害脳』という本がそれを教えてくださいました。

これからの発達援助は、高次脳機能障害として発達障害をとらえるようになる方向にいくでしょう。そこで、うちの本ではないですが、いい本なので是非読んでもらいたい本を一冊ご紹介します。『脳を鍛えるには運動しかない』（ジョン・レイティ著）。アメリカでもう検証されていることなんですが、授業の前に、心拍数を180くらい高めるようなマラソンをやった子が、その後、授業を受けると学習効果がはかどるというような運動が認知方面にもたらす効果についていっぱい書かれています。

そうなるとですね、不登校をそのままほうっておいてはいけない理由というのは明白です。動くことによって、動かすことによって、脳というのは発達していくもののようです。長沼先生が、「出力依存性原理」ということを書いていらっしゃいますが、まったく刺激のない状態で、おうちでゲームしているよりは、何らかの働きかけをして、ちょっとずつ、ちょっとずつでも、表に出て、ちょっとずつちょっとずつでも、人と接しているほうが脳は発達するそうです。何かを出力するということは、ものすごく脳が使われるので、それだけで、脳はずいぶん発達するそうです。

だからこそ、学校は何とか登校できる場所であってほしいし、何とか登校できる手段を使ってほしい。「発達障害だから、不登校もしかたがないわね」じゃなくて、発達障害だからこそ、学校に通えるようにしてあげてください。

でも出力すれば、失敗もするんですね。学校は、この失敗を怖がらせる文化が結構強いような気がするんです。少なくとも、自閉症スペクトラムの成人の方たちはそう受け取っているんですけども、失敗を責めないでほしい。責める先生はレアだと思うんですけども、一緒に絶望しないでほしい。「大丈夫だよ、大丈夫だよ」と言い続けてあげてほしいですね。

あるADHDの成人当事者の方が面白いことをおっしゃっていたんでご紹介します。今障害者枠で就労されている方です。そして、やる気が出ないと動こうとしない仲間に向けてこう言っています。「まずはやる気がないなら、やる気がないまま働くの。私はほとんどすべてのことにやる気がなかった。心を入れずに行動する。やる気がないまま動けばいい」こうやってとにかくまず動くことで、発達するということを体験し、地道に地道に社会人をしている成人の当事者の方はたくさんいます。二次障害を「避ける」のではなくて、二次障害「にならない」子に育てる。それが特別支援教育の導入により早めに手を打つことによってできることなんです。

それを体現しているのが、中田大地君という北海道の小学生ですね。この子は最初から、支援級に移るときに、「だめな子だから行くんじゃない」ということを教えてもらっているんです。ちゃんと働ける大人になるために、他の子と必要なお勉強が違うから、支援級でお勉強しようね。ということで、支援級でのお勉強を「修行」といって非常に前向きに取り組んでいます。

画期的なのは最初から働く大人に育てるということを本人も周りも納得して特別支援教育に入ったということです。これから進んでいくのは、こっちの方向じゃないでしょうか。そう思ったので、私はこの本を出しました。

わかってもらおうという活動だって、誰かが続けなければいけないです。でも、わかってもらいさえすればこの人たちが幸せに暮らせるかというとそんなことはありません。わかってもらった上に、なにかしら、自分たちの力も伸ばしていかないと、世の中は渡っていけないということがだんだんはっきりした時代になってきたと思います。

先生方が、療育の手法を学ぶのはとても大事なことだと思います。でもそれだけで、専門性がつくと考える人ってどれくらいいるのでしょうか。個々の手法をないがしろにしていいということではないです。覚えておいたほうがいいです。お勉強はとっても大事です。いろいろな手法から学ぶのは大事です。自閉症の脳に寄り添って編み出された先人の知恵は大いに利用すべきです。

でも、いくら手法を身に着けても、とにかく社会に送り出すという視点がなければ、特別支援教育はただのニート育成で終わってしまうと私は思います。

これで最後になります。どうか子どもたちに、取り返せない失敗はないと教えてあげてください。あと、教育上の仕掛け装置として、社会の怖さをというのをあんまり教えないでいただきたい。社会はむしろ怖いところじゃない。大人になることは楽しいことなんだということを教えてほしいです。そのためには、われわれが楽しく暮らしている大人じゃなければいけないわけですけれども。

そして楽しく暮らすためには障害のない私たちも、日々努力する必要があります。次世代のためにこそ、私たちは幸せな大人でい続ける努力をしましょう。官と民、それぞれの立場で、力を尽くしましょう。

以上を以って、一民間人である私から先生たちへのお願いとさせていただき、今日のこの講演を終わらせていただきます。どうもご静聴ありがとうございました。

（本文は二〇一一年一〇月、北海道帯広市で支援級の教員を対象に行った講演原稿に加筆訂正したものです）

2

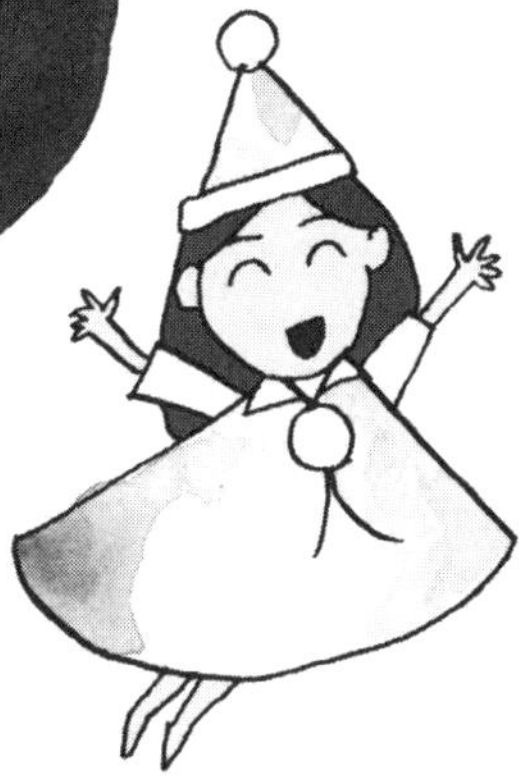

〈第1章〉

努力と手抜き　その大前提

――脳みそに、違いがあるのは当たり前

ところで老眼始まった？

浅見　ニキさん、今日はありがとうございます。え〜と、今日の議題はですね。今呼び出しますね。（iPadをいじる）

ニキ　もうちょっと近づけたら？　素直に。見えにくいでしょ。

あ、いや大丈夫です。目は大丈夫。まだ老眼も始まってないみたいですし。だけどまあ、いくらiPadがあってもどこに今日の資料入れたかなっていうところでは相変わらず頭がとっちらかっていますが。脳みそは怪しいけど、目は大丈夫ですよ今のと

ころ。

あ、そうなの？ 私は始まりましたよ、老眼。でも、ふつうは老眼だったら、近づけるんじゃなくて離して見るんじゃなかったっけ。

そうでしたね〜。

やっぱりねえ。私の方がちょっと年下なんですけど、私の方が老眼が早く始まってますね。

でもまあ、同級生を見ていると、老眼始まっている人多いですよ。私は遅いのかもしれません。心が子どもだから、老眼が始まるのも遅いのかもしれません。

こういうところでも個人差がありますよね。目という発達障害と関係なさそうなところでも。

そうですね。

だから脳みそにも個人差があって当たり前です。

そうですね。

しかもその個人差というのが情緒だけの問題じゃないでしょ。

自閉症って情緒障害に分類されちゃうことも多いみたいですけど、必ずしもそうじゃないというか、そうじゃない面もいっぱいありますし、そうじゃない面で困っている方も多いと思いますので、やはりそのあたりからお話しないといけませんね。

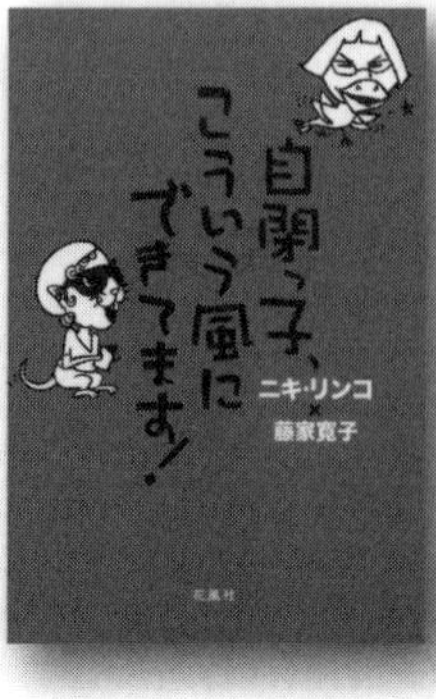

そもそも『自閉っ子、こういう風にできてます!』を作ったきっかけは何かというと、私がニキさんや藤家さん、その他のＡＳＤの方たちとつきあううちに、実は心はあまり違わないんじゃないか、違うのは身体なんじゃないかと思って、それでニキさんと藤家さんに対談をお願いしたんですよね。二人とも不思議な身体感覚を持ってはいるけれど、で

もタイプは違うんですよね。

そうですね。藤家さんと私は、身体の面だけではなく、頭の方でもだいぶタイプが違うので、似ていない人を合わせれば、みんな同じではないことがわかりやすいだろうと思ってこの二人を組んだはずなんですが、都合の悪いことに、似てるところがすごく盛り上がってしまったんですよね。

そうそう。

一つだけ共通点があって、そこが盛り上がってしまったものだから、よく似た人っていう印象が広まってしまったようで。

ああ、そういう風にとらえた方たちも多かったのですね。あれでしょ? コタツの中の脚のエピソード。

そうですそうです。

★「自閉っ子、こういう風にできてます！」より

それにしても藤家さんスカートはいててえらいですね。私スカート怖くてはけないです。

藤家 おうちがお行儀とか厳しかったので、どこかにお出かけするときはスカートってしつけられたんですけど、ふだんはズボンのほうがラクです。脚があるのがわかるから。

そうですよね。スカートって脚がなくなるから。

だからこうやって、スカートのときって腿をつかんで確かめたりするんです（両手で両腿をつかむ）。

はあ？ 脚がなくなるって、どういうことですか？

コタツも、脚がなくなって怖いですよね。

脚なくなりますよね、コタツに入ると。私一回それで、やけどしたことあります。見えないから、コタツの中の熱いところに脚を押し付けていたのに気づかなくて、雨は痛いんですけど、熱には鈍いみたいなんです。「じゅ」って音がして気がついたんですけど。

コタツから出るときって、やっぱりコタツ布団めくります？

めくって脚の位置を確かめないと立てないですよね。

そうですよね。私もコタツ布団めくって、脚があるのを確かめて、それを引き寄せて立つ、って全部これもマニュアル作業です。

それがふつうですよね。

でも定型発達の人はそうじゃないらしい。

コタツ布団めくらなくても、わかりますね。中に脚があるのも、どのへんにあるのかも。だって自分の脚だし。

ここくらいしか一致するところがなかったんですね。でも珍しくここで一致して、二対一で勝ったんですよね、多数決で。

社会がいくら理解しても

あの場では私がマイノリティだったんですね。コタツに入っても脚がどこにあるかわかるよ、自分の脚だし、って言ったら「え～」みたいな感じで、私が変わってる、みたいな扱いだったんですけど、その他には色々違いがありますよね、お二人には。

　たとえばお二人とも過敏性はあるんですけど、ニキさんは風が痛いんですよね。そして藤家さんは雨が痛いんですよね。雨が痛いというと、雨降りの日だけ困るのではなくて、シャワーが痛かったりするんですね。じゃあなぜシャワーが浴びられたかというと、たん

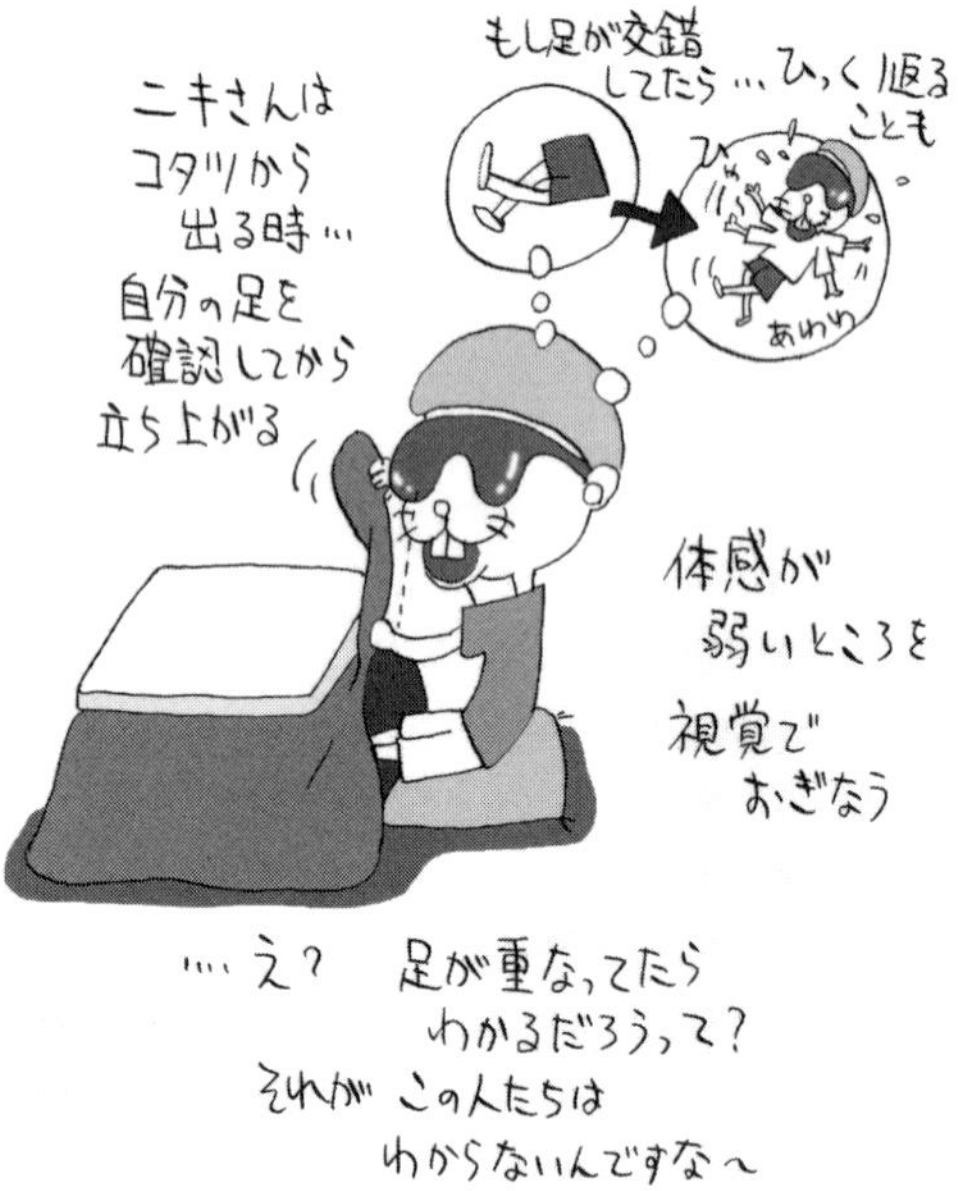
ニキさんは
コタツから
出る時…
自分の足を
確認してから
立ち上がる
もし足が交錯してたら…ひっく返ることも
あわわ
体感が
弱いところを
視覚で
おぎなう
…え？　足が重なってたら
わかるだろうって？
それが この人たちは
わからないんですなぁ～

にガマンして浴びているだけで、みんなこれくらいガマンして浴びているんだわ、と思いながら浴びていたんですね。だからなるべくならかぶり湯がいいんだけれど、旅先とかでそれがかなわないときにはガマンしてシャワーを浴びていたようです。でも、ニキさんは別に雨は痛くないんですよね？

雨は痛くありません。痛いのと別の意味で、濡れるのだめですけど。でも「痛い」とはちがう。だめなのは風。そのくせ、強風はいいんです。船のデッキで風に当たるのなんか好きですよ。つらいのは微風なんです。

難しいですね。なかなか風に吹き方を注文できないし。

そうなんですよ。要するにスイートスポットが狭いんですけど、いくら社会が障害に配慮してくれても自然は配慮してくれないし、第一、私の障害特性に一番配慮してくれないのは私自身だったりして。

なるほど。

まあ、多少はコントロールのしようがあって、産毛を剃るとだいぶましなんですけどね。

はああ。それくらいしか対策取れないですね。自然に対しては。

でも産毛が薄くてね。剃っているか剃ってないか視覚ではわからない。で、風が吹くと思いだすんです、剃ってなかったな、って。ほら、私が配慮してくれてない！

ああ、ニキさんは短期記憶も、必要な記憶を必要なときに呼んでくるのも苦手っぽいからなあ。それを視覚情報で補ってるというのが基本的サバイバルスキルなのに、産毛が薄いっていうのは不利ですね。

　ところでね～、雨が痛いのが藤家さんで、風が痛いのがニキさんなんだけど、ちゃんと覚えてくれない人たくさんいますよ。ニキさんが雨が痛いことになってたり、両方ニキさんだったり。

覚えにくいよね。私だって自分のことじゃなかったら覚えなかったかも。

間違った引用に出会うたび、ぜひ一次資料に当たっていただきたいと思うんですけど。高い本じゃないので。

たくさん買うといいですね。いつでも見られるように。各部屋に一冊置いておいたらどうでしょ。

おお、いいですね。

ただねえ、風が痛いっていうことを皆さんに知ってもらっても、微風が痛いんであって強風は平気なんだということを書いておかないと、そのあと強風を満喫してる姿を見られたときに、うそつき扱いされちゃいますからね。乗り物の窓を開けて風を楽しんでいるときとかは、満喫がフルタイム労働だからいいんですよね。

フルタイム労働か。

そう。それならいいんです。でも仕事しなきゃいけないときに風が気持ちよかったりすると困ります。仕事が主役な場面で、風が主役にしゃしゃり出てこられるとね～。

体感と世界観のずれ

『自閉っ子、こういう風にできてます！』を作った時点では、岩永先生にまだお会いしていなかったので不思議なことだらけだったんですね。雨が痛いとか風が痛いとかコタツの中の脚がなくなるとか。あと学校が来るという問題ですね。我々は学校に行っていると思っていたじゃないですか。ニキさんは学校が来ると思っていたとか。

★「自閉っ子、こういう風にできてます！」より

私は自分が学校に歩いて行っているのか、世界が回り舞台のように自分に近づいてきているのか、はっきりと確信が持てていませんでした。

いや、来ると確信していたってほどでもないです。学校に自分が行っているか学校が来ているかの区別がなかったんですね。

それはじゅうぶんおかしいです。

おかしいけど、来ていると確信していたわけじゃないんです。行くとか来るとかいう概念に混乱があったかも。「学校が来る」ような動画に、「学校に行く」という名前をつけていたので。

それが常套句だと思っていたんでしょうか？

そうそう。「これは梅干です」とか、そういうのと同じ感じで。

はあ、そういうのと同じなのか。物の名前みたいな。

まあそのおかげで休まなかったんですけどね、学校。

そうですね。なかなか休めないですね、学校が来てしまうとなると。

うん。休むという方法があるということに気づかなかったですね。自分が行っているというのがイマイチ……。

でもよく考えたら自分が行っていたんですよね？

そうです。

なんとなく学校が配達されてくるような……宿命だから。ほんとに配達されてくれればラクなんですけどね。

ほんとに。

劇場だってうちに配達してくれたらねえ。チケット忘れる心配もないのに。

そうだねえ。いいなあ。

だけど自分がこれは行っていたんだと気づいたときに、しばらく不登校してみました。

わはははは。

ばれたときこっぴどく叱られましたけど。

まさかそれが不登校の理由とは思わないし。行かないと来ないんだ〜って確かめているとは。

閉じこもっていたんですね、四、五日。それで納得したんです。

行かないと来ない、って納得したんですね。

あれは問題行動と思われたかもしれないけど、あれをやっていなかったら、今日だって切符買ってここにこられなかったかも。家で待っていて待ちぼうけ食わせたかもしれません。私が今、東京に歌舞伎見にいけるのは、あの四、五日不登校したおかげですね、えっへん。

なるほど。
そういえばこういうのもあったなあ。

★「自閉っ子、こういう風にできてます！」より

（前略）そう言えばさっき雨の話出たけど、私、雨が降って困るのは痛さっていうより、どこからどこまでが傘で、どこからどこまでが腕なのかわかんなくなって、運動機能が全般的に低下することなんです。

腕と傘がくっついてしまうんですか？

区別がつかなくなります。だから、誰か（例：夫）に傘をさし掛けてもらっていても、上を向いて自分の傘が見えると、「ああ、私、今傘さしているんだ」って思って腕が使えなくなります。自分でさしていても他の人の傘だと、自分の傘じゃないから私今傘さしてない、って判断して、腕を振ると傘が下に下りてくるものだから、今度は歩けないなあ、何か邪魔なものが前にあるなあ、っていうことになります。

腕の感覚が脳みそに伝わるのが鈍いから、視覚で判断するようにサバイバルスキルを身につけてきたわけですよね、ニキさんの場合。で、傘の模様を見て、自分が傘をさしているかどうか判断してきた。ただ問題なのは、そういう判断の仕方だと、自分がさしているかどうか、正解じゃないこともあるわけですけど。やっぱり腕の感覚のほうがこの場合当てになりますからね。

まあ、そういう不思議な現象、素人の私にはただただ興味深かっただけですが。どうやらそれには理由があることが、岩永先生との出会いでわかったわけですね。

夫とは身長差があるし、私が入れてあげるとつっかえるんですね。で、向こうが持ってくれたりすると、自分は傘持ってないのに、いつの間にか手がどっちか使えなくなってますね。

持ってるつもりなんだ。模様が自分の傘だと。そうやって、不思議なことが色々起きるのよね。

まあこういう不思議な話をいっぱい聞いて『自閉っ子、こういう風にできてます！』を作ったわけですね。あと二人揃ってだるまさんがころんだが難しかったとか言うんで、それも不思議な話だなあと思って

私は難しかったという自覚はない。

あ、そうなんだ。

藤家さんはだるまさんがころんだが難しかったとか言ってたけど、私は、できてるつもりなのに周りががーがー言っていて。

おんなじおんなじ。

主観の中ではできてるんですよ。

でも止まってないとか言われちゃうわけだ。

あれは言いがかりだったみたいに今でも感じているんだけど。

だるまさんがころんだは感覚統合の言葉でいうと「固有受容覚」の認識も必要だし、交渉力も必要なんですよ。だからよく考えたら高度な遊びなんですね、自閉っ子にとって。ただ私たちはだるまさんがころんだが難しいか簡単か考えずに育ったので、最初に難しいって聞いたとき何言ってるんだろうと思ったわけです。

私だって藤家さん何言ってるんだろうと。

だから、藤家さんのほうがまだ理解が進んでたんです、だるまさんがころんだに関しては。定型俺たちルールを理解していたんだから。

そうですね。

で、そういう不思議な話がいっぱい詰まった『自閉っ子、こういう風にできてます！』を読んで、岩永先生がご自分の地元に呼んでくださったわけですね。そしてわかったのは、コタツの中の脚も、傘の模様を見て自分がさしているかどうかたしかめるという問題も、その「固有受容覚」というところの認識の弱さから発生していたということですね。種明かしされたわけです。

それで私が岩永先生に「ニキさんと藤家さんはだるまさんがころんだが難しいとか言うんですよ」と言ったら「もちろんそうでしょう」とおっしゃって、ていうかわりと強い感じで「お二方にできるわけはありません！」みたいな感じで、プロはわかるんだなあと思いましたです。

できてたのに！　でもかくれんぼも苦手だったな。私からまわりは見えていなかったのに、すぐ見つかって。

もしかして自分の目をふさいでいたのでは？

そうかも。もしかしたら顔しか隠してなかったかもね。
夜もそうだなあ。トイレのフラッシュの音で夫を起こさないように自分の耳をふさいでいたんですけど、なんか違うなあと思って。

違いますね。

盗み食いがばれてたのも同じ理由だったかな。一生懸命自分の耳ふさいで冷蔵庫あけてましたね。

それは自分の耳ですからね。ご家族にはごそごそ冷蔵庫をあさる音は聞こえてますよ。人の気持ちがわからないとか心の理論とか、こういう仕組みなんだよね〜。せっかく夜中だんなさんを起こさないように気遣ってるのに空ぶってる。

名前がついてた

なんかね、学校が来るとか傘の模様で自分が傘をさしているかどうか見分けるとか、だるまさんがころんだができないとか、そういう現象に名前がついているみたいなことをおっしゃるわけですよ、岩永先生は。

感覚調整障害とか、運動行為機能障害とかね。

なんだ、名前があったんだ、と思って。

で、訊いたんですね。介入によって治るんですか？って。

別に自閉症の人が自閉症でも全然かまわないわけですが、世界観がずれていたり、生活上の不便につながっていたりすることもあるからね。

そうしたら完治はしないけど緩和はできる、そういう治療や支援を自分たちはやっているとおっしゃるのでそうだったのか！と思って。

そして、感覚調整障害とか運動行為機能障害というのがあるかどうか、あるとしたらどの程度のものか、っていうのがわかる検査があるらしいよ、って言ったら二人とも受ける受ける！っていう話になって。

でも検査結果見てもわけわかんなかったよね。

ニキさん、先生日本語でしゃべってくださいとか言ってましたよね。それと、そういう障害があって、それが自閉症と併発しやすいっていうことを初めて知って、「専門家早く言え」と吠えるようにというかはき捨てるようにというか、言ってたよね。

両立しないと思う、「吠える」と「吐き捨てる」って。

まあ定型発達者はあいまいに言うことで相手に読み取りの自由を与えようとするコミュニケーションをとるわけで、これもそういう表現の一つです。要するになんだ早く言えよ、っていう感じを表すために両立しない表現を二つ使ったわけですね。吠えると吐き捨てる。

まあいいや、定型発達者のコミュニケーションに関する説明終わり。

まあとにかくそんな感じで「専門家早く言え」と言ったんですよね、ニキさん。

それを上品な言葉「専門家の皆さん、そういう大事なことは早めに言ってください」にして、『続自閉っ子、こういう風にできてます！』の帯にしたんですよね。

でもまあ、同じように感覚統合検査を受けても、そのあとの方針がそれぞれ違いましたね。

おばさん的対応とおねえさん的対応

藤家さんの場合には、おねえさん的対応をしたんですね。当時まだ二十代でしたし、本は時々出してたけど、それ以外定職らしきものもなかったし、主婦でもないから、鍛えるだけの余裕があった。

だから身体づくり方面に行くことを選んだんですね。鍛えてみたい、って。そしてそれを見事に実らせて、今は一般就労できるまでになりました。

でもニキさんはもう結婚していて、主婦でもあったし、翻訳のお仕事もまあ途切れずに入ってきて、忙しかったですね。エネルギーを仕事と家庭に振り向ける必要があった。だから感覚統合検査の結果を、環境づくりに使ったんですよね。身体づくりというより。

いや、むしろ、検査を受けて自分の特性がわかったら、環境づくり結構済んでいたんだなあということがわかって。本能でやっていたことが当たっていたみたい。

あああ、本当にそうですね。

本能かどうかはわかりませんけどね。ニキさんは脳みそオタクで、よく勉強していたからこそ、自分の特性がつかめていたところが大きいと思いますのでね。

岩永先生は著書『もっと笑顔が見たいから』の中で、「感覚統合は成人にも効果ありますか?」という質問に答えられていますが、自分の感覚運動プロフィールをつかんでおくことって、大人でも大事だと思うんですよ。定型とかＡＳＤとかを越えて。感覚統合の知識って、狭い意味の感覚統合訓練に限らずに、環境づくりや身体づくりに活かせますからね。

別に、大人が子どものようにトランポリン飛ぶ必要はないし、感覚統合の知識を活かすってもっと広い意味で考えたほうがいいと思うのです。アセスメントにより自分の特性をつかむことができると、家事だってラクになりますよ。こういう動線でキッチンを作ると家事がよく進むなあ、とか。こういう手順でやると仕事と家庭が両立できるな、とか。
登校しやすいようにするとか、小さいお子さんだったら着替えとか。そういうところに自分がどういう感覚運動の傾向を持っているかは活かすことができると思います。ニキさんの場合には知らず知らずに自分の特徴をつかんで、家事のやり方とかに自然に活かしていましたね。

そうですね。

おうち買ったときにキッチンを入れ替えたんですよね。

そうです。システムキッチンを73センチでそろえました。ふつうは80か85で、このごろはだんだん85が多くなってきているそうですが。私が買った73センチのは、車椅子の人のニーズに応えて小規模ながら量産されています。下がオープンなんですよ。

ああ、車椅子で入れるように。

そうです。レールがついていて。で、私は見えないものはないと同じになっちゃうので、下がオープンなおかげで、漬けた梅干が使えます。

しまいこんだら見えなくなりますが、下に入れとくと見えますし。

なるほど。

手すりもついているんですけど、私は動くのに手すりはいらないので、色々なものを引っ掛けるのに使っています。これが成功したのは全く偶然でして、座ってやったら楽かなと思ってこれにしたんですけど、気がついたら座らないで、座るのを前提に低く作ってある台を、立って使っていたんですね。

はああ。

奥行きももしかしたら少し浅くできているかも。

車椅子の人が手を伸ばすからですね。

はい。低くて奥行き浅いので、立てば全部上から覗き込めるんです。

それは車椅子の人にとって便利だけど、同時にニキさんのように運動の問題を視覚によって補う人にとっても便利な環境だったということですね。

我々は少数派なので、自閉グッズっていうのはなかなか見つかりにくくても、他の障害の人が使っているものとか、定型発達者がラクをしたいときとかに使うグッズを使うことができます。たとえば旅行用のグッズなんて、持ちやすく、軽くできていたりするから、そういうものでしんどさを減らすことができたりします。私はこれを「コバンザメ消費」と呼んでいますが。

ニキさんは、そういうの使うの上手ですね。そして検査の結果、そういうのが大事なサバイバルスキルだってわかったんですよね。

ニキさんの場合には固有受容覚の認識が弱いことがわかって、それが「コタツの中の脚」にも「傘の模様で傘を差しているかどうか確かめる」にも、つながっていることがわかったんですよね。つまり、ふつうの人が筋肉の動きの認識でつかんでいる情報が筋肉からは伝わってこないので、視覚情報に頼っているので。

ちなみに、「固有受容覚」という耳慣れない感覚について、日本一わかりやすいマンガがこちらになります。

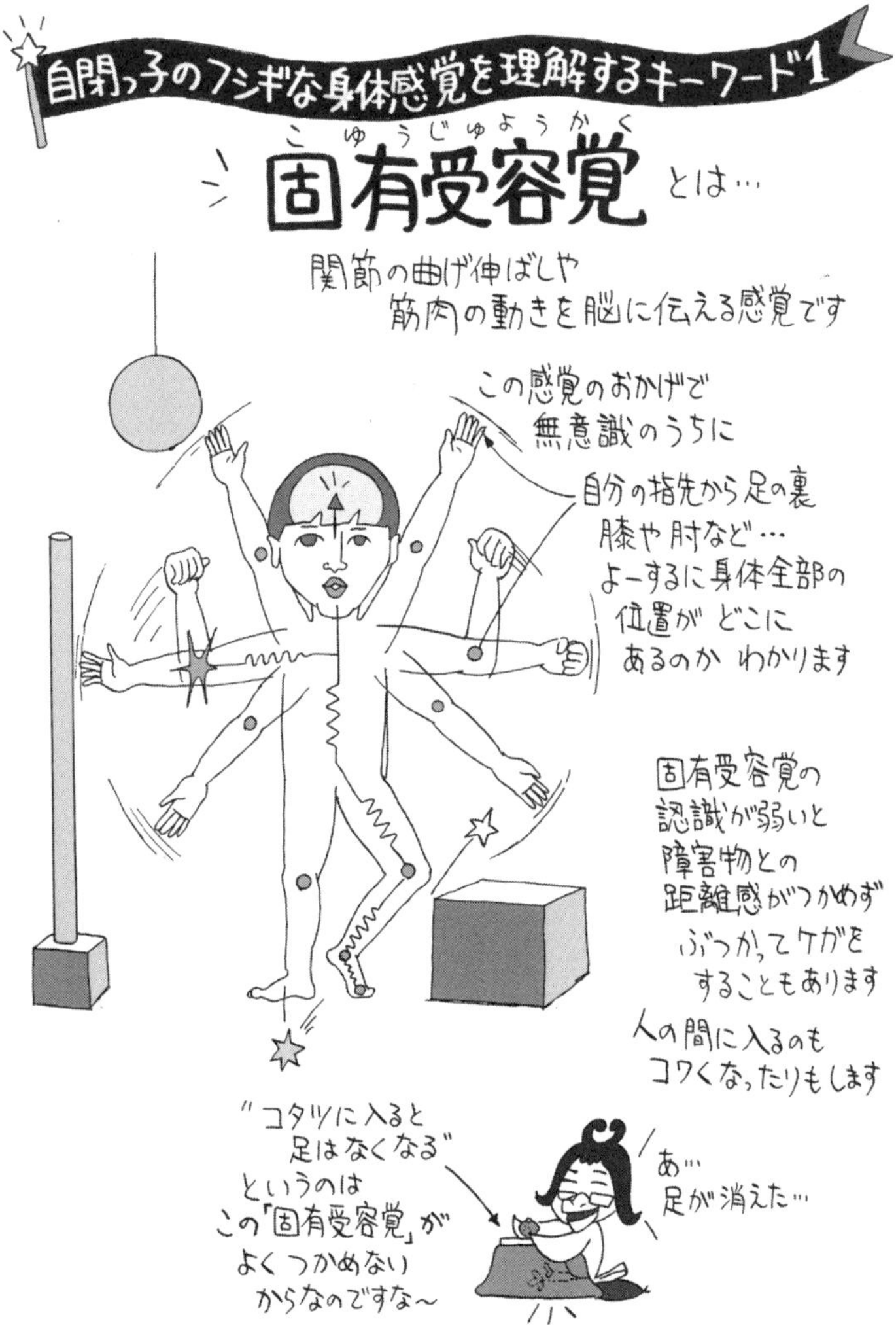
自閉っ子のフシギな身体感覚を理解するキーワード1
固有受容覚《こゆうじゅようかく》とは…
関節の曲げ伸ばしや
筋肉の動きを脳に伝える感覚です
この感覚のおかげで
無意識のうちに
自分の指先から足の裏
膝や肘など…
よーするに身体全部の
位置が どこに
あるのか わかります
固有受容覚の
認識が弱いと
障害物との
距離感がつかめず
ぶつかってケガを
することもあります
人の間に入るのも
コワくなったりもします
"コタツに入ると
足はなくなる"
というのは
この「固有受容覚」が
よくつかめない
からなのですな～
あ…
足が消えた…

例えば、なんで今私たちが座っているのがわかるかっていうと、身体中の感覚がかたちを伝えてくるからですね。ももの裏には椅子があったり、ひざが曲がっていたり、足の裏の負担が立っているときほどではなかったり。でもニキさんの場合にはそのうちの触覚じゃない感覚、筋肉の感覚が脳に伝わるのが弱いんですね。

自閉症は脳のデコボコだから、ここが弱い人も一定数いて、その人たちは私たちと違う感覚で世の中の中の自分の立ち位置を把握しているようです。

ただみんなそれを知らない間に自分の強い能力で補っているらしいです。ニキさんの場合はそれが視覚だったんですよね。

そうみたいです。だから上から覗き込むのがラクな環境を自然に作ってました。

手抜きのための努力をしよう

そういうのが怠けではなく、障害特性に応じた対応だということが、検査するとわかりますね。

でも検査ではニキさんの感覚運動が全部やられているわけではないこと、障害されていない部分があることもわかりましたね。

岩永先生は、検査をしてみて、ニキさんの眼球運動は問題がないことがわかったとおっしゃっていました。昨今眼球運動のバグが学習障害などにつながっているということが言われ始めていて、ビジョン・トレーニングなどの治療的介入も始まっているようですが、ニキさんの場合にはそこに問題はなかったようです。たしかに、読み書きに不自由はしていなそうです。

でも、固有受容覚の問題が家事の仕方にも影響を与えていたのですね。

もしかしてわれわれがとんとんとんとんと何か包丁で切るときには、腕の感覚が脳に信号を伝えてきて切れるのかもしれません。それをニキさんの場合には目に頼っていたようですね。高いところから見下ろすというのはニキさんにとって合理的なやり方だったんですね。どうしてそういうやり方がやりやすいのか自分でもわからなかったのが、検査によってわかったって言う感じですね。

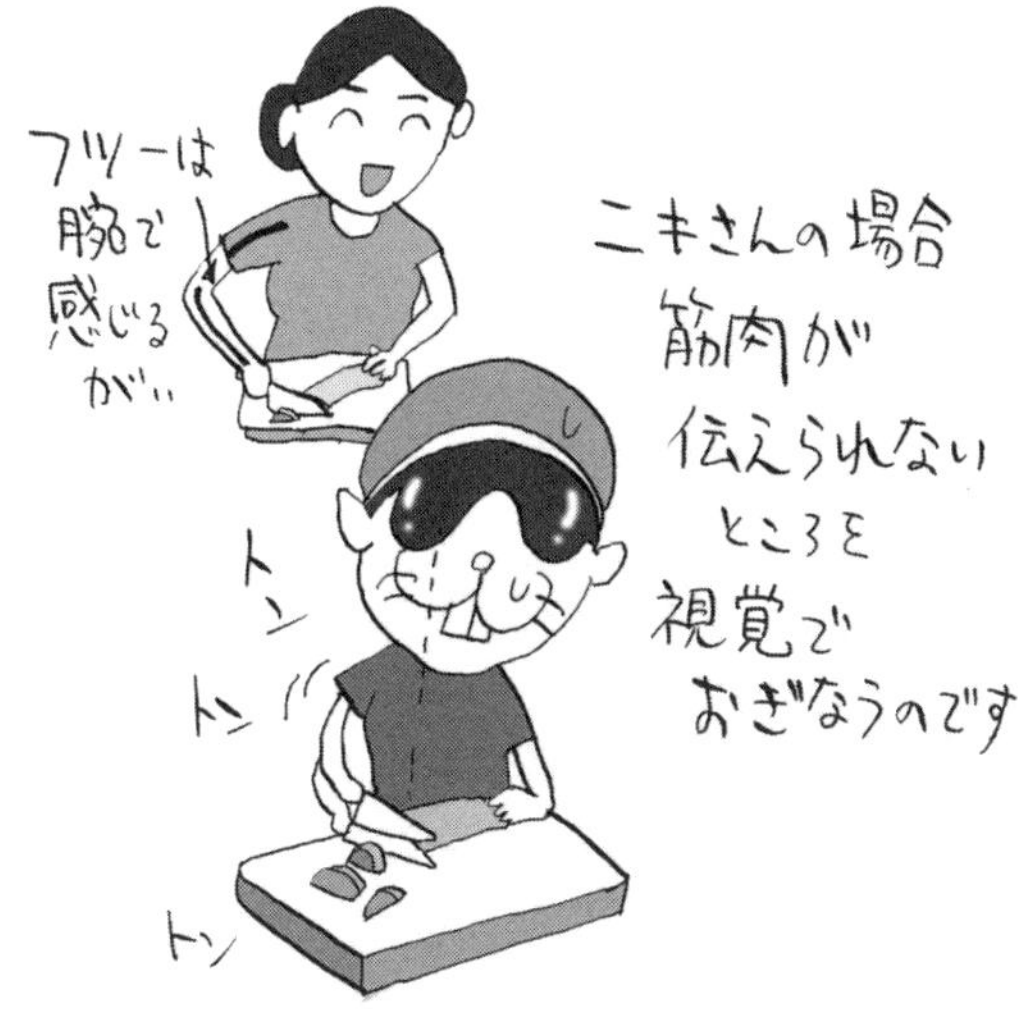
フツーは
腕で
感じるが…
ニキさんの場合
筋肉が
伝えられない
ところを
視覚で
おぎなうのです
トン
トン
トン

そうですね。それで、切ったりするの遅いんですけど、遅いのなるべく気にしないことにしようって思いました。

そうですよね。

目で見ているから遅いんでしょうね。どうして毎日やってるのに遅いのかなと思っていたんですけど、不器用というだけじゃなくて、目で見ているんだったら、まあタイムラグがあってもしょうがないかなと思って。

怪我をするよりいいですよね、遅いほうが。

鍋の中をかきまぜたり、焦げ付かないようにへらでこそげたりするのも、なかなか難しいものがあって。

ふむふむ。それも運動の問題だなあ。なかなか感覚統合とかお勉強しないと、そういう家事と身体機能がつながっているというのは気づかないですけど。でも大事なことですよね。毎日のことですからね。

あと、どうしても炊飯器なんかが床置きになってしまうとか。

台とか買うんですけどね〜。気がつくと床の上に置いた炊飯器のお米を、しゃがんだり正座したりしてかきまぜているんですよね。粘るものかきまぜるのって結構ずれたりするし。

ああ、そういえば力いるかも。

なんかどうしても床に置いてしまいますね。

あとなんか、大量のお野菜を洗うときはお風呂で洗うとか。

そうそう。

でもよく考えたらラクかもしれませんね。思いつきもしなかったけれども。

お風呂の白っぽい床だと、砂が落ちたらよく見えるし。

たしかに。

ニキさんがこわーーーいお姑さんと暮らしていたりしたら、色々怒られたかもしれないけど、そうやって自分が生まれつき持っていたバグを補っていたんですね。それがすごく面白いなあと思って。

今、座っているなと知るのにも、かなり皮膚表面の触覚に頼っていますね。

ふむふむ。

太ももの裏側に何か当たっていると、座っているってわかりやすいですよね。そういえば、家で仕事するときにも木の椅子を使っています。何もクッションが入っていない椅子。

ああ、そうですか。それはやっぱりわかりやすいのかな？

かもしれないです。世の中にはいろいろと腰痛になりにくそうな椅子があるのに、座面が硬いのが好きみたいです。

はあ。

どうもね。

あの、触覚過敏の方って多いと思うんですけど、これはもう私の素人っぽい仮説に過ぎないので話半分に聞いてもらいたいんですけど、固有受容覚でいろいろ読み取れない人は触覚が弱いとよけい不便でしょうね。代替機能なんじゃないのと思って見ていたりします。

まあともかく、自分の感覚運動のバグを知って、環境整えたり、あるいは一般的なやり方をあきらめて自分でもできる方法を探すっていうのも、発達障害の方には大事なことですわね。努力すべきところと手抜きすべきところのメリハリというか。

それが特性の偏りによって、ずいぶん違うみたいなので、我々にできる第一の支援は口うるさいお姑さんにならないこと、一般的なやり方じゃないやり方をしている場合に、ツッコミを控えることかもしれませんね。

娯楽としてならできることもあるんですよ。たとえば私は竹馬乗れるんです。

そういう意味での運動神経はあるんですね。

でも日常生活では不器用だし、よく物にぶつかるし、転ぶんですよね。

大人になってもよく転ぶ人多いですよね、ＡＳＤの人は。

で、竹馬に乗れてもスリッパは乗りこなすの難しいんです。

ニキさんにとってスリッパは履物ではなく乗り物なんですものね。

そうそう。スリッパって、一輪車や竹馬と違って、乗るだけじゃ種目として成立しません。乗りながら何かをやるものでしょう。何かやってると落ちますね。

落ちる？ どっち方面に？

右か左か後ろ、もしくは斜めの組み合わせですね。あと、油断するとたまにお天気を占ってしまうので、足の指を精一杯広げていなきゃいけないし。

はああ。疲れそう。別にそこまでして乗りこなさなくても。

「初期投資」という考え方

まあ私は努力家じゃないし。

あら、そうは思いませんよ。ニキさんは努力家だと思う。手抜きのためには努力を惜しまないもの。

ああ、そうかも。たしかに、初期投資が必要なんですよ。ラクをしようと思うと。

その初期投資がニキさんの場合には「鍛える」方面ではなかった。でも努力は努力なんですよね。

若い人は間に合うみたい

さて、ニキさんはそのように、感覚統合検査を受けておばさん的対応をしたわけですね。つまり、鍛えるというより環境を整えるほう。一般的なやり方にこだわらず、自分に合ったやり方を見つける方法。

面倒くさいからこのままでいい、と。訓練はしない、と、人生のどのステージにいるかで戦略の獲り方が違ってもいいと思って。

その通りですね。
それに対して藤家さんはまだ二十代だったし、訓練やってみます、っていう感じだったんですね。でもあの人ったら、私が生まれてから出会った中で一番弱かった人です。心の面でも、根性はあるんだけどとにかく繊細だった。もうどこ行ってもこう言うと笑われるけど私は本気で言っているんですけど、本当に弱かった。私が生まれてきてから会った中で一番弱い人だった。
そしてとくに身体の面で、あんなに弱い人は見たことがなかったです。死にそうなときもあったよね？

うん。やせてて歩けないくらいになっていましたね。杖はついているんだけど、人間、ふつうはかかとの分厚い皮の下に皮下脂肪が入ってて、クッションになってるんだそうす。やせすぎるとあれがなくなって、歩くと痛くなる。その姿を浅見さんも私も見てますね。

それはもう本を出したり講演をしたりし始めたあとですね。世の中デビューしたあとでもどーんと落ちた時期があるんですね。でも今はまだ細いけどダイエットはしているし、彼氏はできたし、一般枠で就労もしましたね。で、昔は焼いた牛肉さえおなかこわしていたのに今は牛のたたきとか食べてます。さすがに前よりは肉がついたので後ろにまわったらチャックがついていて、中に別の人が入っているんじゃないかと思ってしまうくらい段違いに強くなりました。

刺激物も苦手だったから、昔は星の王子様カレーしか食べられなかったようですよ。でも今は佐賀には売っていなそうなスパイスをネットで取り寄せて、本格的なインドカレーを作って彼氏に振舞ったりしてますよ。

突っ込んでいいですか？　カレーの王子様です。星の王子様カレーじゃなくて。

おお、そうでしたか。これは失礼いたしました。いいんですよ。どんどん突っ込んでくださいませ。ここで突っ込みを控えると、それが先着一名様になって、あとの仕事に影響を与えますからね。

ありがとう、すっきりしました。

それはよかったです（棒読み）。

まあともかく、藤家さんの話に戻ると、自閉症の人は律儀だから、いざ身体づくりに取り組むとなると、やはり自閉症の人らしく地道にやったんですね。そしてその効果が出た感じですね。とっても強くなりました。以前は講演も介助つきでしか来られなかったし、宿泊も複数必要でした。でも、丈夫になってからは金沢に一人で飛んできましたよ、現地集合で。沖縄にも一人で飛んできました。おまけにすぐ帰ってしまうんですね。彼氏が帰って来いというから。どうやってあれほど弱い人が立ち直っていったのか、そのあたりの事情はこの本に書いてありますが。

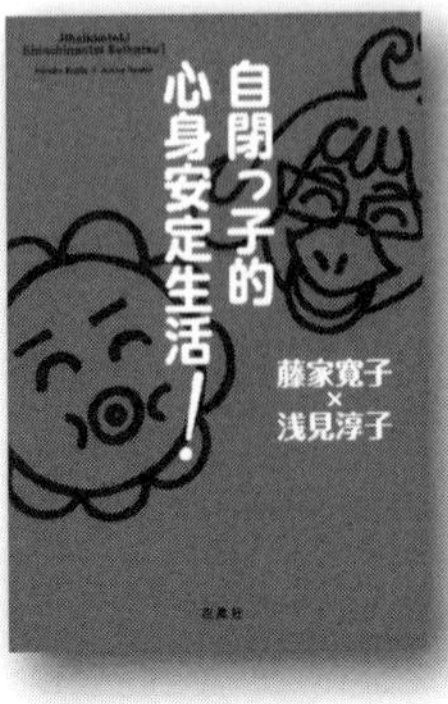

だからね、ニキさんはおばさん的対応をしてそれは大正解だと思うんだけど、若い人であれば間に合うこともあるんでないの、というのが私の実感なんですね。
で、もっと若い人がいて、それが中田大地君、まだ小学生です。
この時代になるともう最初から特別支援教育のプログラムに身体づくりが入ってますね。

まあ、地域によるんだろうけど。毎日、授業の前にランニングしたりね。あとムーブメントとか感覚統合療法とか、地域で受ける機会も多いようですよ。

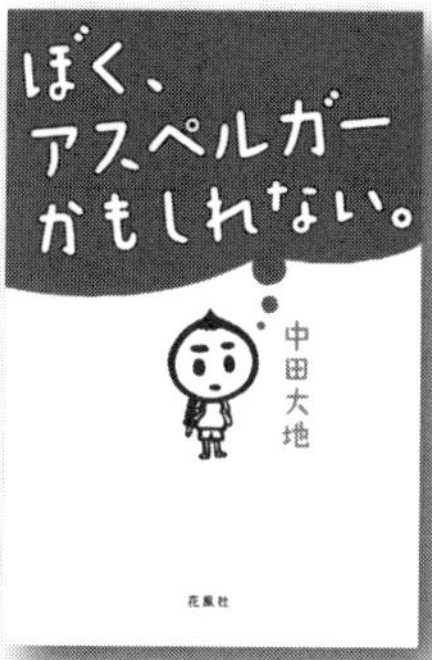

そのおかげかしらね。それこそもっと小さいときにはすぐに頭痛発熱嘔吐、という体調不良に陥りやすい子だったそうですが、ついに皆勤賞まで取っちゃいましたよ。

でもそういえば、ニキさんも昔より丈夫になったような……？

鍛えるというより老化を遅らせる

私の場合には周りが衰えてきてくれるのを待っているところです。

は？何それ？

実際にはなかなか続かないけど、お年寄り向けの体操とかはよくやってみるんですよ。年取ったときに骨折するのとかやでしょ。

やですね。

自分の思い通りにしたいという特性も強いので。人の手を借りることによるストレスはきっといっぱいあると思う。指示を出すとかお願いするとか、そういうスキルは弱いですから。

おおお、確かにそのへん苦手そう。

でしょ。だから年をとったときに骨折してそのまま人の手を借りなければいけない生活に突入、というパターンをなるべく避けたいという気持ちはとてもあるので、高齢者向けの転倒防止みたいな対策は採るんです、いくら私でも。あと、栄養管理とかもね。鍛えるっていうより、壊さない方向ですね。

年取ると後で覚えたことから先に忘れるでしょ。今から鍛えても、使える期間が短いかなと思って。仕事休んで覚えてもとが取れるほどのことかどうかはよく考えますね。老後対策に使えるものを優先。

よく自分のこと「先天性お年寄り」っていうでしょ、ニキさん。

よく似てるでしょ。昔のことはしつこく覚えていて、最近のことはすぐ忘れるとか。

中田大地君のママも実は高齢者医療に携わった経験の持ち主ですが、「先天性お年寄り」というニキさんの名言を話したら「わははははは」と笑ってました。実はとてもかぶるようなのですね、自閉っ子とお年寄りは。身体機能の効かなさとかを含めて。

認知面でも、似ていると思います。融通利かないとか、そういうところで。だから公のスポーツのサービスを利用するんだったら、老人向けのスポーツなんかにちょっと早めに参加できるといいかなと思っています。

なるほど。それはいいですね。

周りが二十くらい上なら、いくら私でもついていけるだろう、みたいな。

なるほど。

そういうもくろみは持っています。元の状態が低すぎれば、結果的にはそれだって鍛えることになるとは思うんだけど、お年寄りの衰えをスローダウンさせるような、維持のために設計された運動だったらできそうなんです。

なるほど。それはやり方として参考にしたいですね。

大地君はやっぱり運動は苦手みたいです。ボールは投げると後ろに飛ぶのがデフォルトみたい。愛知県に、大地君の修行仲間の光君っていう子がいて、そのお子さんはクロールで泳ぐと溺れるらしく、「溺れクロール」と名づけています。運動は苦手でも、その言語感覚が素晴らしいと思いますが。

まあ二人とも身体も弱く、どっちかというと登校渋りのお子さんだったんです。本当に藤家さんの昔みたいに、暑いとのぼせて、寒いと固まる。頭痛もひんぱんで、でも二人とも地道に身体づくりに取り組んで、毎日学校に通えるようになり、同時に皆勤賞取ったんですよ。

大地君の場合には、学校がわりと感覚運動アプローチに対する意識が高いようですね。光君の場合は、運動の家庭教師というかコーチというか、そういう方をお願いしているようです。別に障害児専門ではなくても、様子を見て一生懸命教えてくれて、ずいぶん丈夫になったそうです。精神科医でも先生によっては感覚運動アプローチを勧める方がいますし、スポーツとしての運動ができるできないとは関係ないんですね。身体づくりは。アスリートになるための身体づくりではなく、なんとか働ける大人になるための身体づくりなので、運動が苦手なお子さんの自信を損ねないような身体づくりの時間を学校でも家庭でもどちらでもいいですから設けてもらえたらいいなあと思います。

仕事と趣味の両立にも体力は必要

私の場合は、仕事は運動不足になるような職種だし、身体づくりをした恩恵はどこに出るかというと、趣味、道楽の方なんですよね。

でもそれも大事なことですよね。趣味があると、そっちにお金を回すために稼ごうというモチベーションにもなるし、気分転換にもなるし、仕事が続きます。仕事やったあと、趣味に回せる体力を含めた余裕があるのは大事なことです。

私、夏はのぼせて冬は元気に跳ね回るタイプでしょ？

寒冷仕様なんですよね。

そうですね、食べ物だって寒い国の食べ物が好きだし、ＤＮＡが本当にそうみたい。だから夏になると本当に大変なんですけれども、遠くの芝居小屋で夏にしかやっていないお芝居があったら、夏に行くしかない。そしたら、暑くてもがんばって外に出られるよう、身体を慣らしていくぞー、と。

ふむふむ。なるほど。
　仕事の話・就労の話を考えるとき、趣味があったほうが就労が続くというのは絶対的に言えていますすね。趣味に回せる体力が残っていたほうが社会人生活がうまくいくというのは確かなんですよね。ストレス解消の場があると、エネルギーもまた湧いてくるし。

趣味の見つけ方

あとねえ、仕事を始める前に趣味のあたりをつけておくことも大事です。仕事を始めてからだと、新しい趣味に手を出す余裕はなくなるんですね。趣味といっても、仕事しながらやりやすいタイプの趣味と、休暇とらないとできない趣味とがあるでしょう。就労する前に、お勤め帰りや週末にできるような趣味も始めておかないと、結構大変だと思います。

おおお、たしかに。

趣味がスキーとダイビングと海外でショッピングの三つだとしたら、休暇とらないとやれないやつばっかりじゃないですか。それよりも、乗馬みたいに土日に郊外へ行けばできるもの、書道やら落語鑑賞やら時間の取り方が違うものが入っていれば、お勤めしてからもどれかは残るわけです。

なるほど。

とにかく新しいもの苦手、ペースつかむの苦手だから、仕事しながら新しい趣味増やすっていうのはかなり負担なんですよね。

ふむふむ。

だから子どものうちとまではいかなくとも、高校・大学・専門学校とかの間に、時間のカタマリの使い方が違う趣味を、何種類かはかじっておくべきだと思います。

はあ。

趣味の話、なかなかしてくれる人いないと思うんですけどためになりますね。

あと興奮系と鎮める系とあるじゃないですか。

あるある。

レパートリーは両方持っておいたほうがいいと思うんです。

ああ、それはありますね。

くつろがなければいけないときに興奮系のものしかなかったり。でもだいたい自分の好みって偏るんですよ。趣味に趣味があるからね。私も耳から聴く系に趣味が偏っているので、音楽鑑賞と落語鑑賞だけ、なんてことだと、将来聴力が衰えたときに何も残らない。

自閉おばあさんになる準備

ニキさんの老後に関する考察を、うちで講演会や直販の読者の皆さんに配っている

「自閉っ子通信」にまとめてもらったことありますけど、本当に老後のよりよい過ごし方をよく考えていますよね。私のほうが若干年上なのにこんなに考えていないな〜と思いました。

私たちは融通が利かないですからね。だからちょっと新しいものに手を出す、ってことにものすごくエネルギーがいるんです。年取ったら、いろいろと減っていくほうが多くなると思うんですよ。だから体力あるうちにレパートリー増やしとかないと、と思って。

なるほど。

ではその「自閉っ子通信」をここに載せておきましょう。

★「自閉っ子通信」Vol.5より

こんにちは、ニキです。「自閉っ子通信」には話題として何度も登場していますが、自ら文章を書くのは初めてです。よろしく。

さて、「自閉っ『子』」だなんてエラく若作りなタイトルで本を出していただいている私ですが、本体は「子」どころか、りっぱなオバチャン。首のシワが気になるお年ごろです。

そう、最初は自閉っ「子」だった自閉児だってそのうち自閉者になり、運が良ければいつかは自閉媼や自閉翁になるわけです。ただし、自閉死人《しびと》はいませんね。もちろん健常死人もいません。死ねば全員の脳機能が公平に全停止しますから、生前の脳機能の不具合はチャラ。重度も軽度も健常もここでおあいこ。精神障害も知的障害もいっしょくた。最後に帳尻が合ってしまいます。

健常者でも、年をとると言動が発達障害者に似てくる人がいますね。一回思いこんだことが修正きかなくなる人、短気になる人、昔のことは覚えてるのにさっきのことは覚えてない人。味の好みが変わり、同じ物ばかり食べたがる人、同じ時間に同じコースで散歩したがる人、ダジャレを我慢できない人。

私の症状にも、加齢で悪化するものはあるでしょう。また、せっかく長年かけてごまかしテクを覚えたのに、ごまかすのがめんどうになったり、余力がなくなったりして、地金が出てくることもあるでしょう。でも、同じトシヨリ業界でトシヨリっぷりを競い合い、シェアを奪い合う（健常の）同業者さんたちが疑似自閉くさくなったり疑似ＡＤＨＤくさくなったりしてきて、私の発達障害も何となくうやむやになるかもしれません。本当は発達障害のせいでも、「ああ、年だからなあ」とまわりが勝手に思ってくれるかもしれません。十分に衰えてしまったら、精神障害者も知的障害者も自閉症者も、ただの「オトシヨリ」に見えるんじゃないでしょうか。

いい話はまだありますよ。加齢によって体の自由がきかなくなったら、どうしても人の手を借りることになりますね。そうなったら、昔から苦労している実行機能の問題を、人に押しつけてしまえるかもしれません。手足の不自由を名目に介助を頼み、ツイデに前頭葉も借りてしまおうという作戦です。

それに、仕事を引退したら、今ほどは効率、能率を考えなくてもよくなるでしょう。体力の値段は高くなりますが、時間は安くなるのです。電車なんて、乗り遅れたら次のに乗ればいい。物をこぼしたら拭けばいい。落としたものは拾ったらいい。壊したら買い替えたらいい。実行機能が弱く、手順を考え・守るのが苦手な私にとっては、手順の効率を工夫しなくてすむのはラッキーですよね。

また、将来のための投資を考えても意味がなくなるので、ずいぶんいろいろなことが省けます。私は発達が遅かったので、みんなが大人として人生の本題に専念する年になってもまだ発達課題を残しています。今も何かと努力しては遅々とした歩みを続けていますが、もう少し年齢が進むと、せっかく努力して何かを達成しても、達成が役だつ期間が短かすぎになります。ある日を境に（分水嶺がいつなのかは死んでからしかわかりませんが）、努力のモトがとれなくなる計算です。

もちろん、死ぬまで向上心を失わないことをほめたたえる言い分もありますが、私の場合は、そういう主張をあえて話半分に聞き流す方が向いていそうです。自閉は急に止まれませんから、よほどしっかり心がけていないと青年期や中年期の習慣が抜けきらず、元のとれない努力に貴重な残り時間を空費する怖れがあるのに、「方向転換しないのがカッコイイ」というアオリ文句に乗せられると、欠点に欠点を重ねます。ただの切り換え下手を、若々しいとほめられて浮かれちゃだめです。

しかし昨今はアンチエイジングなんて言って、生涯現役をたたえる風潮が優勢です。あえてその流れに逆らい、トシヨリはトシヨリとして開き直り、新しい立場を楽しむための知恵、先輩のアドバイスは、意識して探さないと目につきません。実は、よく探せば、たとえば古典の中の「隠居」や「隠棲」「出家」など、モデルがないこともないのですが、それにしたって健常老人予備軍を想定したアドバイスですから、自閉向け・多動向け・自分向けにアレンジしなくては使えないでしょう。

そんなわけで、まだまだ先のこととはいいながら、少しずつ、いつか現役を退き、ご隠居さんとして余生を送る自分をぼんやりとイメージしつつ、心の準備をはじめています。後で説明しますが、この「ぼんやりと」というのにも理由がありまして、あまり具体的に思い描きすぎない、計画を立てすぎないように心がけつつではあるのですが。

今のところ、考えているのは、次のようなことです。

「気がすむように、若い時間を飽きるほど楽しんでおく」

ここ二年ほどかけて、私は、自分や親の介護のための貯金を少々後まわしにしてでも、遊びにお金と時間を使いました。貯金のペースは一時落ちましたが、期間限定と割り切ってのことです。細く長く遊ぶより、太く短く遊んだ方が、「あんな時期もあったなあ」とほのぼの思い出せるでしょうから。私もそろそろ気がすんできたので、親や自分が倒れたり、急に商売が繁昌したりして遊べなくなっても、なんとか切り換えがつきそうな自信がつきました。嬉しいのが、いろいろ味見した中には、予想ほど面白くないものもあったことです。本当は好みじゃなかったのに、想像だけで憧れて、行けないことを悔しがる不幸を避けられたんですから。

「撤退する項目を予想しておく」

先にも書きましたが、仕事をやめる・人の手を借りるなどにより必要なくなる努力と、その後も続けなくてはならない努力とがあるはずです。その区別をつけるのは、加齢で判断力が衰えてからでは難しくなるでしょう。将来は必要がなくなる努力はどれとどれか、元気なうちに予想しておこうと考えています。

「心配しすぎない・変わるデータは集めない」

中年になって学んだ最大の教訓は、「自分には意外に適応力がある」ということでした。「××が起きたら絶対もうダメ！」なんて思っていたことでも、実際に起きたらけっこう胆が据わって、後始末ができてしまった経験をたくさん積んだからです。私には意外な予備能力があるようです。また、レアな事態にはクールに対処できなくてもおかしくないんです。ふつうの人だって、初の経験にはけっこうオタオタしているようですから、あまり心配しすぎるのは損ですね。

また、介護や病気や障害に早くから備えをするのは結構ですが、実際に経験するときには、今とは状況も条件も変わっているでしょう。私は健常者に比べて不要な情報を忘れるのが遅いし、想像した映像に縛られやすいのですから、あまり具体的な情報は集めすぎないように注意しています。それよりも、自分はだんだん老い、病むんだ、という大枠だけを、なるべく抽象的に言い聞かせています。

「ただし、立地の官能データは大いに集める」

例外的に、積極的に集めた方がいいデータは、相性のよい居住地の条件でしょう。生活条件の中で一番動かしづらいのが立地ですから。もちろん、身体条件も興味・関心も変わりますから、具体的な条件に思いこみを形成するのは危険ですが、「図書館やプールはこれくらい離れると億劫で行かなくなった」といった生活実感の記憶は収集しておくとよさそうです。中でも、終の住処に満足するため特に貴重なのは「この条件は別に必要なかった」というデータです。「せっかく外食に便利な地域に住んでも、人見知りなので外食は疲れた」とか、「寄席や劇場が遠いところでも、意外にがまんできてしまった」なんてことがあるかもしれません。実は必要ない条件に、それと知らずに憧れつづけるのは不満の元ですから。

ただし、どこへも移れなくなってからの「住めば都パワー」も見くびらずにいようと思います。「もっとこんな所がいいのに」なんて思うのはまだ移れるうちのことで、いざ、もう動けないと極まったら、負け惜しみとよかった探しの予備力が発動され、「ここもそう捨てたものでもない」と思えるかもしれません。

「長く楽しめる道楽の候補に道をつける」

引退後は、現役時代以上に道楽が大切になります。しかし、長く楽しめることといっても、将来、どの身体機能から先に衰え、どれが残るかは予測できませんから、使う機能・感覚がかぶらない楽しみを複数、味見しておいた方がよさそうです。目下、私の趣味は、自分では実践しない受け身の鑑賞、それも、音声言語か文字言語の鑑賞に偏っています。責任回避性格と不器用と聴覚優位とが重なったせいでしょうが、これでは聴覚を失ったときに読書しか残りません。食への執着も強く、最後まで残りそうですが、楽しめる身体条件が保たれる保証はありません。食の楽しみへの依存度が高くなりすぎるのも危険です。

道楽のレパートリーを増やしておくなら達者なうちです。しかし私は、今でも十分、新しいことを始めるのが苦手。それも、子どものときはそうでもなかったのに、成長と共に悪化しているのです。となると、「道つけ」は急がなくてはいけません。

「自分が年上になることに慣れておく」

私には子どもも部下も弟子もいません。年をとると年下が多くなるので、年下とのつき合いは意識して練習する必要があります。

「人に物を頼む練習をしておく」

年をとると人の手を借りる機会が増えますが、多数派とニーズが違うと、介助者の「見計らい」がツボをはずしがち。珍しいニーズを人に伝えるには、まずは自分がその基準を把握しておく必要があります。また、要望が絵で「見えている」だけで言語化できないことも。とっさの場面では頭が回りませんから、言語化は事前にすませ、暗記したフレーズが口から出てくるようにしておきたいものです。

それも、認知機能が若いうちに。

ゴミの分別や食べ残しの扱い、賞味期限、安物買い、占いの吉凶、作業の順序などについて多数派と一致しないルールを持っていると、人に用を頼むのが大変ですが、「違反されても、自分から見えなければいい」という手が使えると、自由度が高まります。この耐性は、練習しだいで面白いように伸びます。もっと行けるんじゃないかと思ってます。

「人の助言に従えるようになっておく」

年をとると判断力も自己モニタ力も低下し、人の目や頭を借りた方がいい場面は増えるのに、助言に従うことに慣れていなかったら大変です。趣味の幅を広げるのも兼ねて、お稽古ごとを始めて指導者に注意される経験を積むのも手かもしれません。指導者が年下だと、年下とのつき合いに慣れる効果もありますね。

人間の認知には、尻上がりを喜ぶ特性があることがわかっています。なら、機嫌よく死ぬためには、死ぬ直前に、別に負け惜しみでも錯覚でもいいから「今の方が前よりいい」という印象を持てればいいわけです。「困らな感」は実用的観点からは不利ですが、主観的な幸福感のためには有利かもしれません。

逆に、「昔はよかった」が癖になるのは心配です。記憶への愛着が強いですからね。建物は取り壊され、街並みも変わります。過去を悼む気持ちが強すぎると、「今の方が良くなっている」と感じられません。現役時代は仕事で考える暇を作らないようにできますが、引退したら、頭を忙しくしておく役割はまたしても道楽にかかってくることになります。

さあ、私は機嫌のいい自閉嫗になることができるでしょうか。答えが出るのはまだまだ先ですが、勝負はもう始まっているのです！

女優ごっこと大リーグ養成ギブス（古っ！）

ほら、努力してるじゃない。「鍛える方面」でなくても、自分の身体・認知つかんで対応してるもんね。それも、こんなに先取りで。

まあ、ニキさんが身体症状顕著な人だったりして、それが「学校に行くのか学校が来るのか」など、世界観の違いにもつながっているのが面白くて、そこが定型発達者との違いだなと注目しやすかったのもあって、『自閉っ子、こういう風にできてます！』以降身体症状にフォーカスした本を出してきましたね、何冊か。でも花風社的に言うと、別に自閉症＝身体と決め付けているわけじゃないんですね。

でもね、身体感覚への配慮って近道だとは思ってるんです。社会への働きかけももちろん必要だけれども、時間がかかったり他人の考えを変えなきゃいけない面がありますね。でも光君や大地君みたいに、苦手でもこつこつ身体づくりやっていれば皆勤賞は取れるようになったりする例もあるし。それが将来の自立のしやすさにつながるだろうと思っているから、身体の問題を強調しています。いくら頭よくたって、通勤できるだけの体力がない人は企業に雇われにくいしね。

でも身体づくりにだって支援が必要ですよね。たとえば姿勢一つ整えるにしても。

ニキさんもそういうお子様だったらしいですけど、きちんと座りなさいと言われても、そもそもどうやって姿勢を保っていいか自然にわからないお子さんもいるはずです。だから『僕は、社会《みんな》の中で生きる。』に載せたイラストを一枚絵葉書にして読者プレゼントにしました。

きちんと座るって言ったって具体的じゃないとわからないですよね。ただきちんと座りなさいと言われるだけで。一瞬しかもたない。でも大地君の周囲は背中はこのへんでとか股関節はどうでとか解説してあげているんです。そしてこれがきちんとしたかたち、だと教え

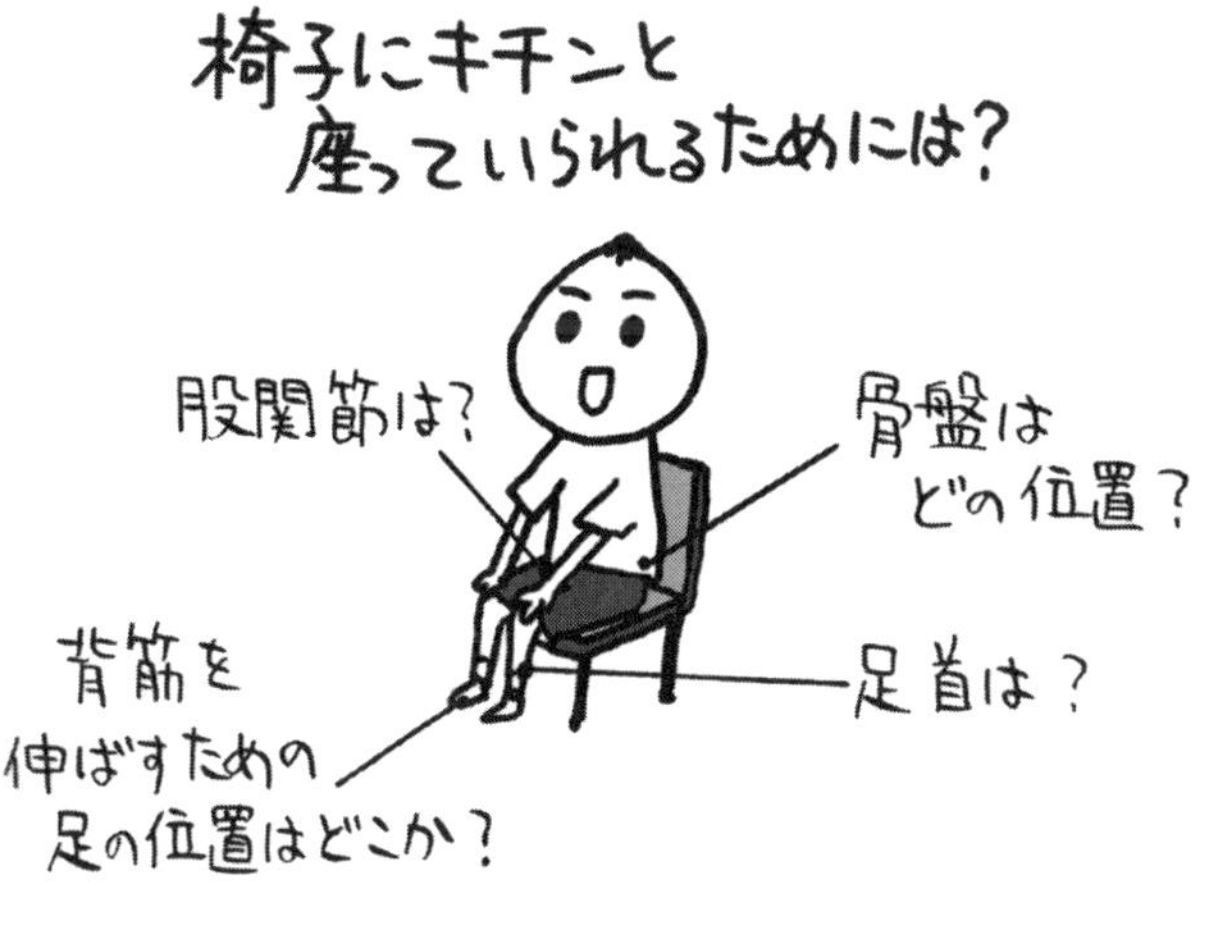

てあげています。理屈でわかる人たちですからね、自閉っ子は。とくに知的障害のない方たちは。こういうほうがわかりやすいんですよね。

私きちんとってきちんしつかと思っていて。

キッチン室？

ううん。キチン質。蟹の殻とかの。

そんな言葉小学生は知らないよ。

いやあそのね〜、図鑑読みをなめちゃいかんよ。

あああ、そうか。図鑑読みいるもんね。

だから蟹みたいに硬くなって座ることを連想しちゃうんですよね。
だけど硬くなって座ることが授業時間の最大の目的になっちゃだめなんですよね。ポーズとることが目的になっちゃうと、授業内容を聴くことを忘れます。蟹のほかには、「女

私はやだな。心理的にやだな。

ロープにだらしなくもたれかかることができちゃいそう。これだから、鍛えられないよね～。縛ってもらったらもたれられるなあ、と思ってしまうもの。

それだけやっぱり普段大変な思いで座っているのね。

客室乗務員さんが着席したときのハーネスあるでしょ。

オーバーヘッドで降りてくるやつね。

あれ結構憧れがあるんですよ。前かがみになっても、あれで吊ってもらって座れるといいなあとか。

そうなのか。

まあね、強調したいのは、岩永先生たちがやっている「身体づくり」っていうのは「大リーグ養成ギブス」方面ではないということですね。岩永先生ご自身は根性がある男前な方ですが、障害のある人にそういうことを強制するような非科学的なことはなさいませんのでね。

認知方面のモンダイ

さて、では身体の問題はこれくらいにして、認知方面を見てみましょう。認知についても、ニキさんは面白い話いっぱい持っています。俺ルール、ハイパーりちぎ、というような言葉をいっぱい生み出してきましたよね。

まあ応用が利かないっていうことですね。ハイパーりちぎっていうのは、要するに応用が利かない。

はい。ルールを決めたらきっちり守るんですよね。これは美点でもあるんだけど困った面もあって、俺ルールっていうのが生じやすいんですよね。

俺ルールっていうのは、まわりの自閉っ子見ているとぴんと来る人多いと思うんですけど、どうしてそういう因果関係作る?というような不思議な因果関係を作ってそれを後生大事に守っているみたいなところがあるんですよね。

★「俺ルール！ 自閉は急に止まれない」より。

【俺ルールの定義】

自閉っ子の頭の中で発生しがちなその子（大人も含む）独自のルール。定型発達の人から見ると「なんじゃそれ」と思われるものも多いが、成り立ちには「一抹の真実」が含まれている。ただそれが本当に「一抹」なので、「なんじゃそれ」になってしまう。仕組みを知ってみると、意外とたわいなかったりする。

発生要因としては、自閉っ子の情報処理の特性が考えられる。すなわち

・見逃す情報が多い割には、見るところは深く見ている（自閉式入力）

・拾った情報は貴重なので、ハイパーりちぎにそこで得た法則を守ろうとする（自閉式出力）

こうした情報処理のプロセスで多数の「俺ルール」が生じる（ようだ）。

以上の説明をふまえた上でこの本を読むと楽しくなるし自閉のことがよくわかる。

著者前著『自閉っ子、こういう風にできてます！』（藤家寛子との共著）を併せて読むといっそう楽しくよくわかる（それに、両方読んでくれると著者も出版社もうれしい）。

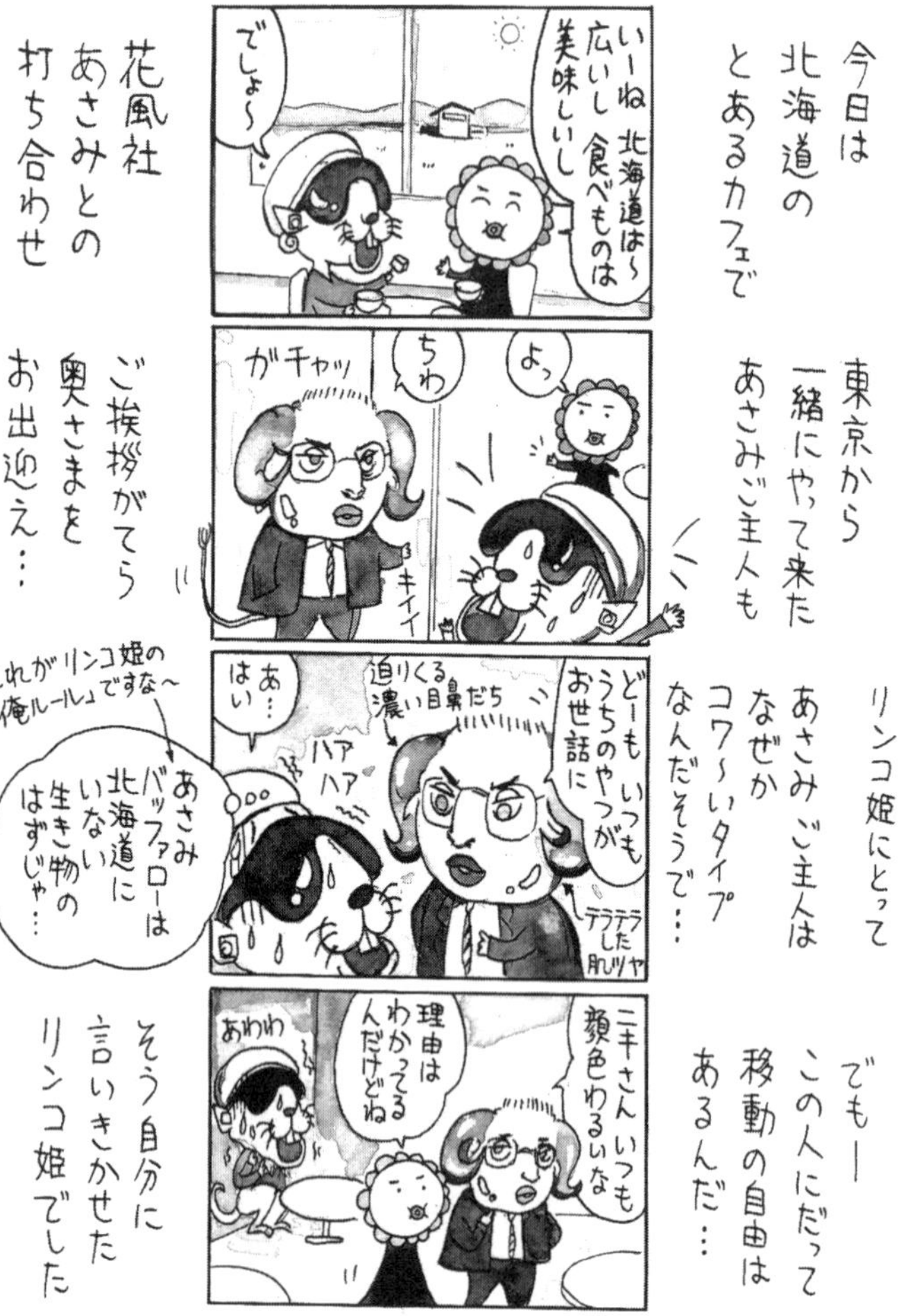
今日は北海道のとあるカフェで
いーね 北海道は〜 広いし 食べものは 美味しいし
でしょ〜
花風社 あさみとの打ち合わせ
東京から一緒にやって来た あさみご主人も
よっ
ちわ
ガチャッ
キイイ
ご挨拶がてら奥さまをお出迎え…
ところがリンコ姫にとって あさみご主人はなぜか コワ〜いタイプなんだそうで…
どーも いつもうちのやつが お世話に
テラテラした肌ツヤ
迫りくる濃い目鼻だち
あ… はい
ハアハア
あさみバッファローは 北海道にいない生き物のはずじゃ…
これがリンコ姫の「俺ルール」ですな〜
でもー この人にだって移動の自由はあるんだ…
ニキさん いつも顔色わるいな
理由はわかってるんだけどね
あわわ
そう自分に言いきかせたリンコ姫でした

あさみバッファローは
リンコ姫にとって
"東京にしかいないハズの動物"
なんですね〜

でもちょっとはルーツがあるんですよ。俺ルールには。

そうなのよね。真実が含まれてるのよね、一抹の。このマンガでいうと、この人は北海道にいる時間より東京にいる時間が圧倒的に多いことは真実なの。でも飛行機ってものがあるしね。それに乗ると北海道にも現れることは可能だわね。

見てる範囲が狭いってことですね。

そうみたいね。でも一抹の（本当に一抹なんだけどね）真実が含まれているから思い込んでやっかいになる面もありますね。

ところで、実を言うとこの『俺ルール！自閉は急に止まれない』を作ったときには触法事件起こしたときにアスペルガーの診断が下るという例が相次いだときですね。でも支援業界の先生たちは、障害と犯罪のつながりを否定していらした。でもニキさんはこう言ったんですよね。「事情を知っている者から見るとわけは浅い」って。

うーん。なんかわりとこう、即物的なことでやらかしちゃったことをですね……。

心の闇とか言っちゃうのね。

こんな即物的な闇あるかよ、みたいな。

それに対して問題提起をしたいなと思って俺ルールという言葉を作ったんですよね、ニキさんは。

俺ルールという言葉が普及したら「なーんだ、これ、俺ルールじゃん」で納得する人が増えるかなと思って。で、普及させるには、検索でいっぱい引っかかるようにすればいいと思ったんです。そこで考えたのが、本の題名になると検索でヒットするんじゃないか、って作戦です。それで、ふだんはあまりタイトルなんてこちらからは提案しないんですけど、このときだけは「俺ルールにして」って言いました。おかげで、ひとつだけ「自閉っ子」で始まらない本ができちゃったわけですが。

犯罪まで起こさなくても、世の中を変に恨んでいる当事者の人たちが、時々いますよね。そしてその恨む気持ちが、社会進出を妙に阻んでいますよね。その、ものすごく極端に不幸なケースが触法事件になっちゃうのかしら、と思います。まあ、触法まで行かなくても問題行動に結びついちゃっているケースってあると思うんですけど。
たとえばこんなケース。

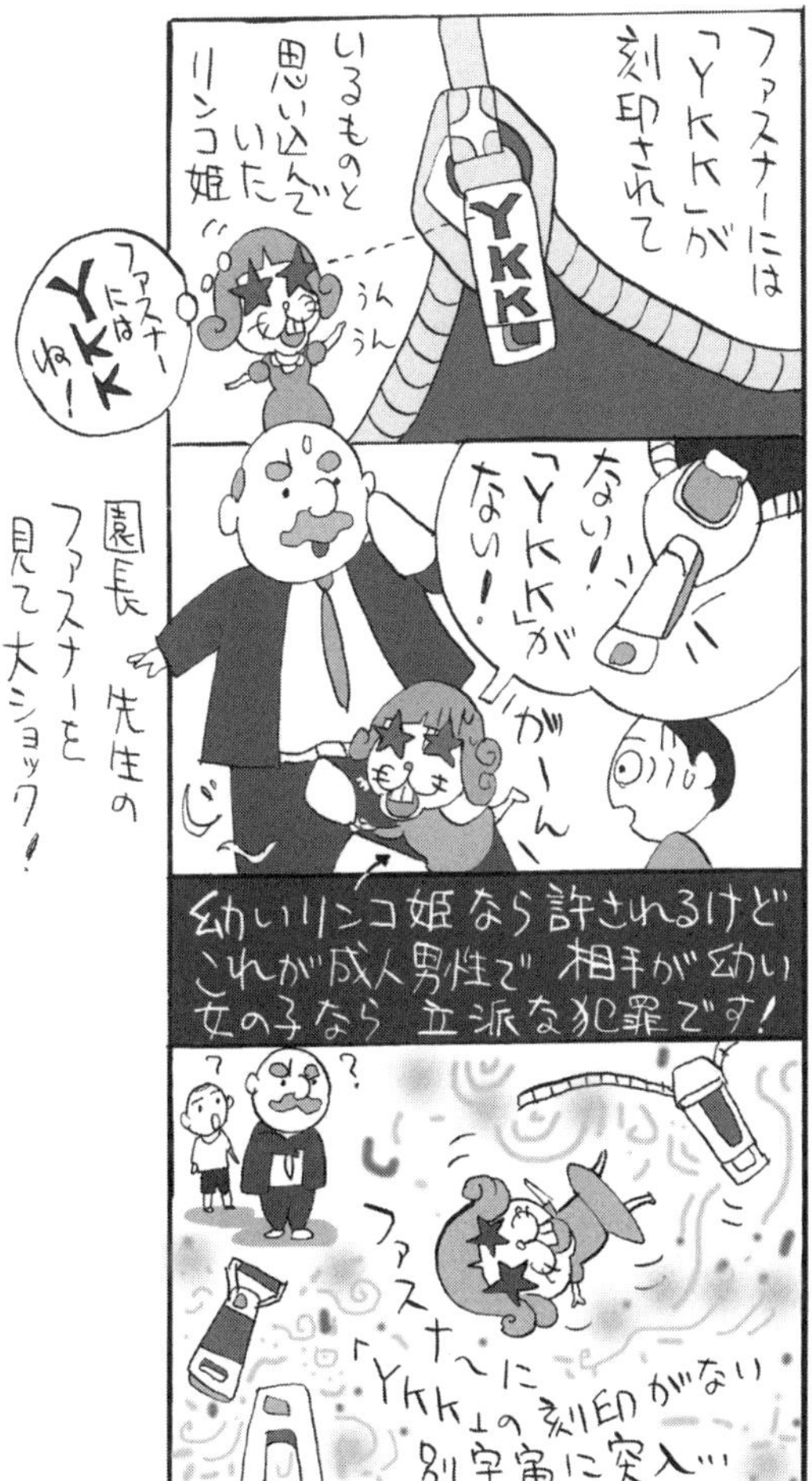
ファスナーには「YKK」が刻印されていると思い込んでいたリンコ姫
うんうん
ファスナーにはYKKね!
ない!「YKK」がない!
が〜ん
じ
園長先生のファスナーを見て大ショック!
幼いリンコ姫なら許されるけど これが成人男性で相手が幼い女の子なら立派な犯罪です!
ファスナ〜に「YKK」の刻印がなり別宇宙に突入…

『俺ルール！』に出てくる話ですけど、ファスナーの部位によっては、そしてニキさんが男児だったら、やっかいな問題になりましたわね。これで触法事件がいっちょあがりになってしまったかもしれません。

俺ルールがもたらすキョーフ

私、小学校で一番つらかったことは何でしたかってきかれるとよく答えるんですけど、教頭先生が書道をなさってて、どこかで入賞したというのが学校内で報道されたんですよ。

それが怖かったの？

びっくりしましたねえ、ほんとに。

なんで？

大人が習字やるなんて。書道は子どもの習い事だと思っていたのに。これが俺ルールですね。

でもさ、習字教室行ってもいないもんね、教頭先生。

「子どもにポピュラーな習い事である」というところまでは真実なんですよ。

そうですね。

だけど大人はよそでやっているんですよ。カルチャーセンターとか公民館とか。でもそれを見たことがなかった。じゃあ私は子どもがお習字をやっているというデータをどこから集めてきたか、っていうと、同級生からなんですよ。つまり、子どもからしか話聴いてないってことでしょ。大人の知り合いは教室一つ分いませんからね。大人を四十五人知ってたら、中にはいたと思うんですよ。

なかなかいないと思います。

公民館の書道教室に行ったらいるよね。

そうだね。

だから探す場所を間違えていたんだなあ。子どもは公民館や老人会に行かないから、大人が習字をやるなんて、ってびっくりして。そういえば、「学校には自分が行ってるのかな」と気づいて不登校してみたのと、だいたい同じ時期だった。

いろいろわかり始めた時期なのかもね。

ですね〜。でもびっくりしたんですね。だから学校に行くの本当にいやでしたね。

教頭先生が怖かったの？

まあ、かわいがってくれる優しい先生だったし、教頭先生が怖いわけじゃない。それより、大人が書道をやるような恐ろしい世界だったのかようちの学校は！という感じですね。

わはははは。

それがやはり俺ルールなんですね。「書道は子どもの習い事」っていうのが俺ルールで、それゆえにあんな恐怖を味わったわけですよ私は。

だからね、くどくど説明すると、私が同じ立場にいても「ああ、大人も習字やるんだ」とは思ったと思います。で、先生の作品見てやっぱり子どもが書くのとは違うんだな、と思ったり。

そうそう。抽象画みたいのでした。字じゃないみたいな。

でしょ。

それで安心して立ち直ったんです、私。

勝手に怖がって勝手に立ち直ったわけですね。そこで問題になるのはやはり想像力ですよね。

ひとてま多いんですよね。

定型の子どもは、大人も習字やるんだと思ってもそこで怖がらないですね。なんか事情があるんだろうと無意識のうちに思って、怖がり方面には行かない気がします。「なんか事情がある」を飛ばしてきっぱりと一対一対応になってしまっていると怖いのかもしれません。

うん。

三つ組みの障害の中で一番わかりにくい「想像力の障害」の問題が、きっとこの世を怖がるところにつながっているんだと思うんですね。

三つ組みの障害って言ったら、①コミュニケーションの障害 ②社会性の障害 ③想像力の障害 ですけど、この中で一番わかりにくいのが想像力の障害ですね。あとの二つはなんとなくわかるような気がするけど、「想像力の障害＝常同行動」なんて書いてあるのを見ると、書いている先生たちが本当にわかってるのかなと思います。

でもニキさんが想像力の障害のことを『自閉っ子におけるモンダイな想像力』という本に書いてくれて、すっきりと頭に入りました。日本一わかりやすいと思います。

私があの本を書いたのは、藤家寛子さんが診断を受けて、三つ組みの障害について説明されたとき、作家志望だったのに想像力の障害があるからだめだ〜と思った、っていうのを聞いたからです。

想像力の障害、っていうことについて大雑把な説明しかしないから、そういう誤解を呼ぶんですね。その結果、作家志望の人があきらめることになったら気の毒です。

「想像力の障害」っていう言葉が誤解を招きがちなのかな、と思って、当時「問題な日本語」が流行っていたこともあり「モンダイな想像力」としました。

想像力の障害、っていうと「想像が足りない」。ここだけをみんな想像力の障害だと思ってしまいますね。

はい。そう思っていました。ニキさんが本を書いてくれるまでは。

それだけじゃないんですね。「想像が過剰」も「想像が間違っている」もモンダイです。精度が低いので実用レベルには至らない、道楽専用想像力。

自分のファンタジーの世界なら、想像が間違っていても、訂正される機会はないし、実害もない。だから間違いは野放しになりがち。「こういう設定だから」って、原作者特権で押し通せちゃう。だから、お粗末な想像力でも、ファンタジーの世界でならなんとかなるんですよ。

なるほど。

だって、自分世界を作っている自閉っ子っていっぱいいるでしょう。

そういう想像と違うんですよね。

だからあれはまあ、公道では運転できないけど河川敷では運転できるみたいなもんです。

はあ。だから「世俗の役に立たない」想像力なんですね。ないわけじゃなくて。それで現実の世界と若干ずれが生じるんだけど。それが、世の中怖いなみたいなことにつながったりするんだけど。

それで、そのモンダイな想像力で、ニキさんも凍りつかせてきましたよね、周りを。

これは、凍りますわね、やっぱり。

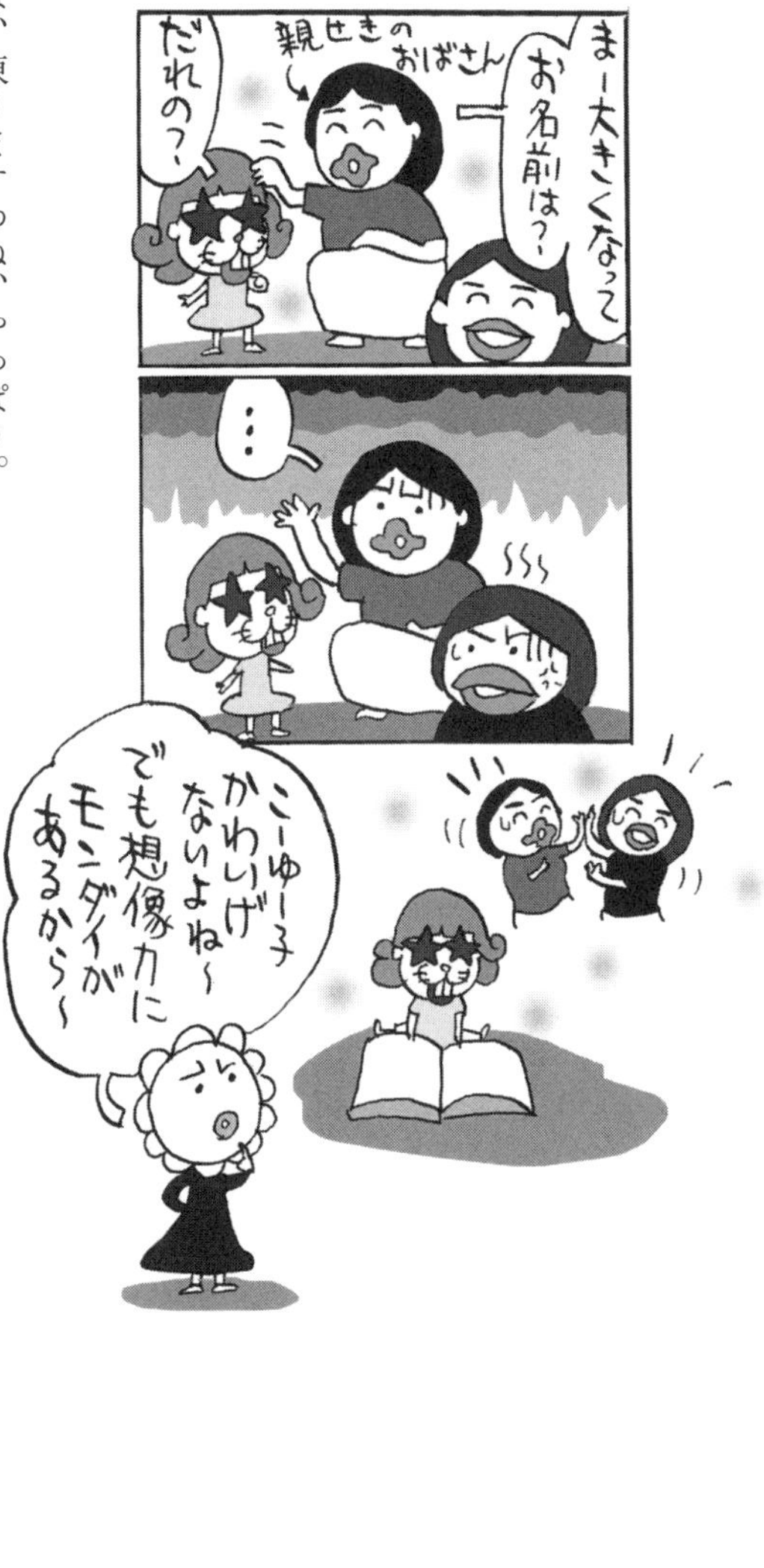
まー大きくなって
お名前は？～
親せきのおばさん
だれの？～
・・・
こーゆー子
かわいげ
ないよね～
でも想像力に
モンダイが
あるから～

だって知ってるんだもん、お名前。ふだん、こっちが知ってること何度でもきくと「しつこい」と言われるわけです。だから自分は「きいちゃだめ」っていうルールを必死に守っていたのに、知っているはずのことをきかれたからねえ。

子どもでも守れるようなルール、大人は当然知ってるはずでしょ。なのに「お名前は？」

ときくから、じゃあ他の人の名前をききたいんだ、と思って、使命感に燃えたんですよね。教えてあげようと思って。

そうなのね。でもまあ、その親切心は伝わらなかったかも。こういうエピソードもありましたわね。

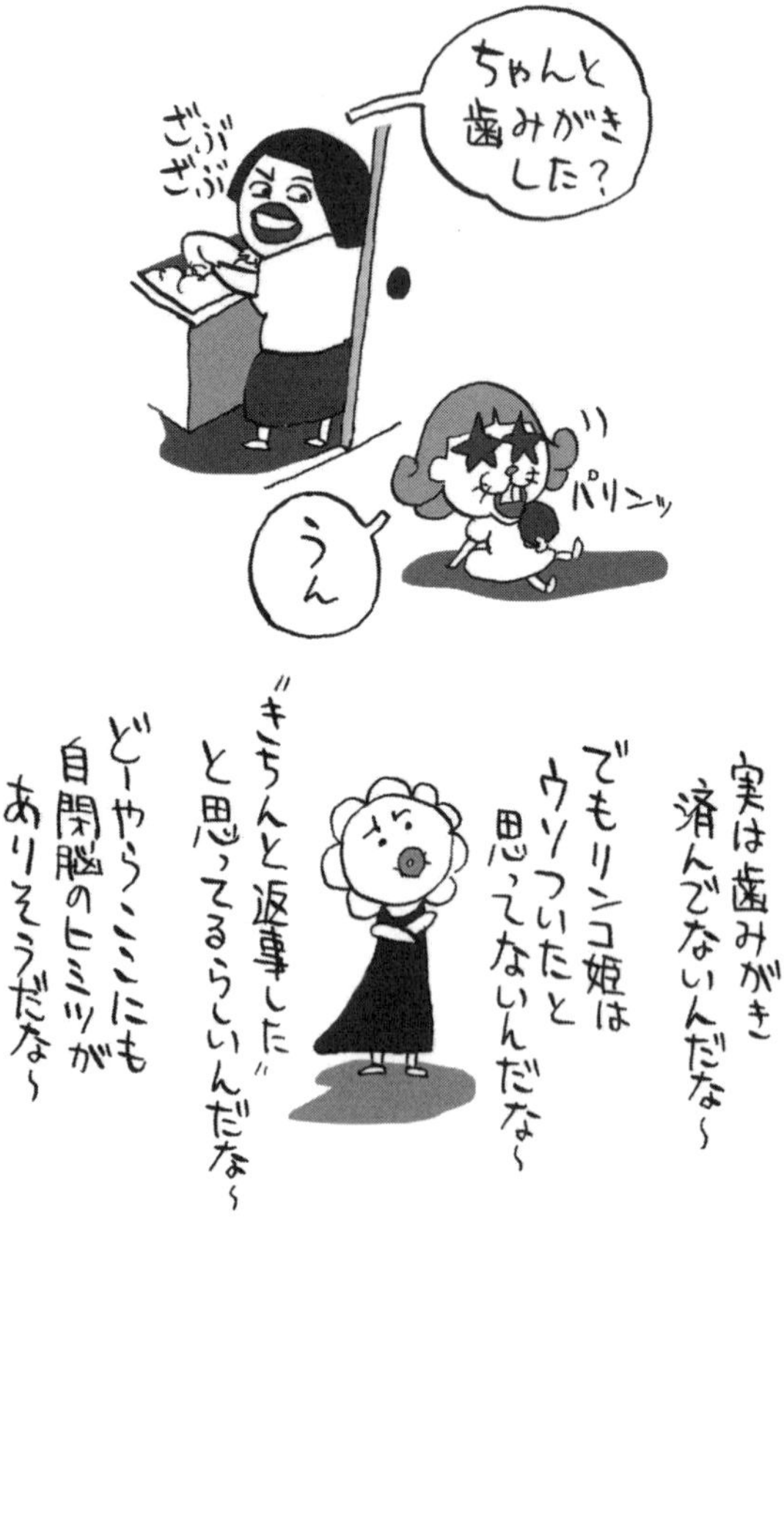
ちゃんと歯みがきした？
ざぶざぶ
うん
パリンッ
実は歯みがき済んでないんだな～
でもリンコ姫はウソついたと思ってないんだな～
〝きちんと返事した〟と思ってるらしいんだな～
どーやらここにも自閉脳のヒミツがありそうだな～

結果的にウソついてたんですよね、このとき。

クイズだと思っていましたからね。磨いたかどうかの情報を求められているとは思っていなかった。1たす1は2って言ったら「あたり！」って言われるみたいに「磨いた」が「あたり！」だと思ってたから。これは当てモンだと。

お母さんの反応見ていると、「磨いてない」というのは不正解だと思うよね。

そうそう。「磨いてない」っていうと怒るから、あ、これは不正解なんだなと思った。だから「磨いた」というのを、なるべくかっこよく言えるようにすればいいんだな、と思うじゃないですか。思わないか。

思わないなあ。でもまあ、この本にはへんてこエピソードがいっぱい入ってますよね。こんなんでずれていくかというところでずれる。こりゃ大変だよね、と思った。

だってさ、ありがたくなくても「ありがとう」って言うようにしつけられるんだから、磨いてなくても「磨いた」って言うようにしつけられてもいいじゃん。

うーん。そこの線引きがやっぱりあいまいなんだろうなあと思う。で、笑っちゃうようなエピソードばっかりなんだけど、これだけ知的に高い人でもこういうことやっているので、大変なんだろうなあとは思います。こういう誤学習が積み重なったまま社会に出たらそりゃ混乱するわね。

で、まあ、さっきの話に戻ると、あの本書いたのは、藤家さんが、作家志望をあきらめるのは可哀想だと思ったからなんです。

そうか。じゃあ藤家さんもいいこと言ってくれたね。藤家さんは実際、その後何冊も本を書いたし。

まあ本を書くっていえば、中田大地君は八歳で本を書いたんですから、早いデビューでしたよね。で、身体づくりもバリバリやって、丈夫になっています。でもやっぱり自閉っ子は自閉っ子だなあというエピソードがありましたよ、先日。

大地君の本の中に、本山先生っていう先生が出てきます。兄貴的存在の先生で、運動が苦手な大地君に早朝キャッチボールにつきあってくれたり、そういういい先生です。

その方に赤ちゃんが生まれたそうです。本山先生はうれしくてうれしくて、病室で撮った写真を大地君のママたちに送ってきたそうなのですね。

それをママから見せてもらった大地君が言ったそうです。「赤ちゃんかわいい！ で、こ

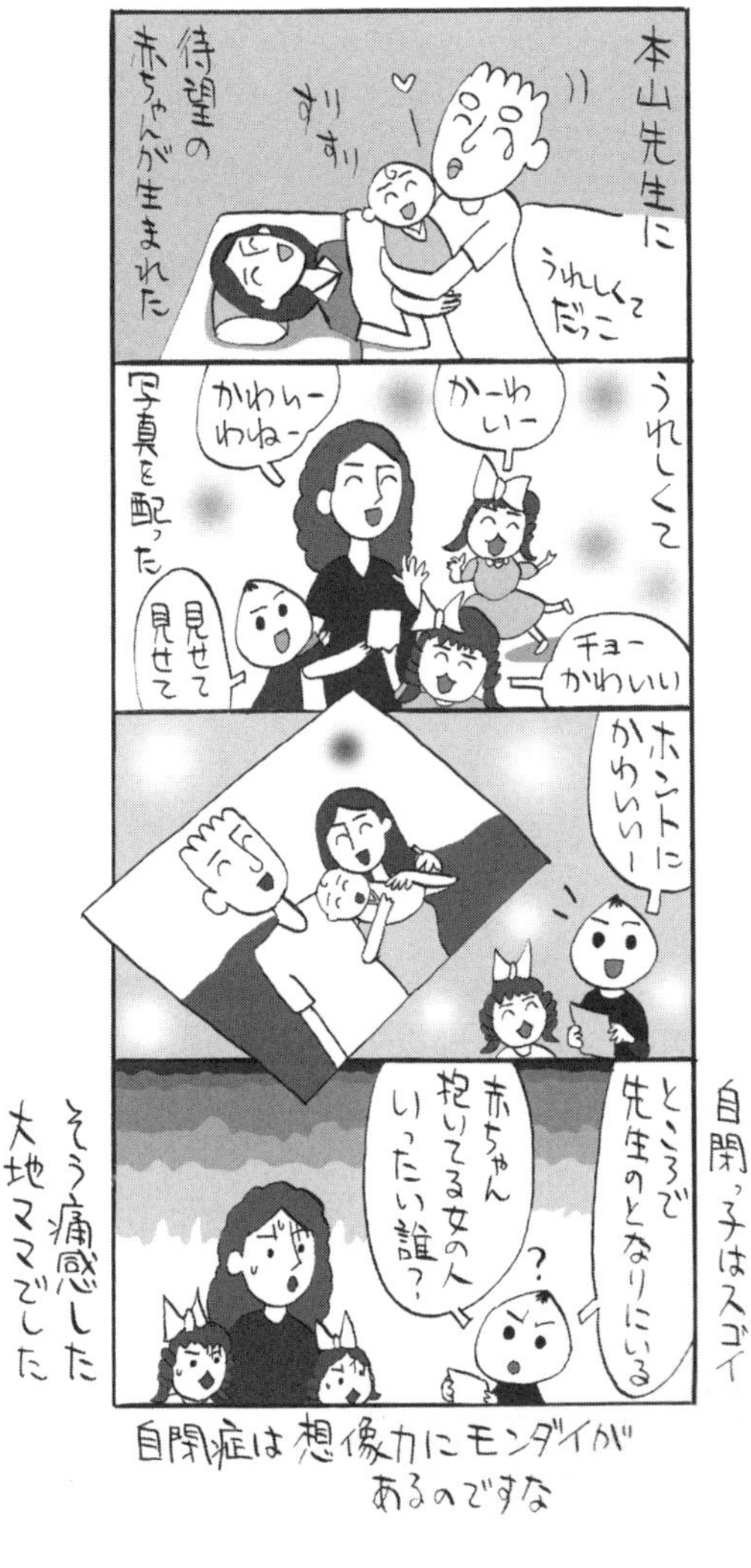
本山先生に
うれしくてだっこ
すりすり
待望の赤ちゃんが生まれた
うれしくて
かーわいー
かわいーわねー
チョーかわいい
見せて見せて
写真を配った
ホントにかわいいー
やっぱり自閉っ子はスゴイ
ところで先生のとなりにいる
赤ちゃん抱いてる女の人いったい誰?
?
そう痛感した大地ママでした
自閉症は想像力にモンダイがあるのですな

の赤ちゃん抱っこしている女の人は誰？」
　ふつうわかるだろうと思うんですが。でも、「これが僕の奥さんです」って紹介されていなかったからわかんないって言うそうです。
　そういうの聞くとね～自閉っ子はどこまでも自閉っ子だなあと思って。

紹介されていなければ、そりゃわかんないよ。でも、髪が乱れてたり寝巻きっぽい人だったら奥さんかな、というヒントにはなるよね。この人が産んでそのまま病院にいるんだな、だとしたら奥さん、と推測できる。おばあさんとは年齢が違うでしょう。ただ、ちかごろは美しくて若々しいおばあさんたくさんいらっしゃいますけど……。でも、寝巻きっぽいもの着ていたらかなりの高い確率で産婦さんだね。

ふつうそこでひとてま余分にかけないのよ。

制服っぽいもの着てたら助産師さんとか、女医さんとか。私服っぽいもので若かったら奥さんの可能性が高いね。ほら、寝巻きで映りたくないからって着替える人もいそうじゃない。でも、う～ん、若作りなおばあちゃんかもしれないし……。とかね。

そういえばニキさんも、お嫁に行ったら死んじゃうと思ってたとか。

だってあのかっこで地下鉄に乗ってる人一人もいないでしょ。近所のお姉さんがうちかけに角隠し姿で車に乗ってお嫁に行ったんですけど、その人がよりによってお盆に帰ってきちゃったんですよ。何のことはない、「式が終わったら服を着替える」ということを知らなかっただけなんですけどね。覚えてないけど、もしかしたら私、「死んだの?」とかきいちゃってたかもしれない……。

スルーするのも支援

私たちって、なんか悪意に取る癖があるんですね。この手のおもしろ発言を。でもニキさんの言うとおり「話せば長い、浅いワケ」があっておもしろネタ抱えているかもと思うだけで我々が腹立たなくなるし。

支援って、積極的に手を貸すことだけじゃないと思うんですね。たとえば身体機能の違いがあって炊飯器床に置いている人にむやみに突っ込まないとか、おもしろ発言を悪意に取らないとか、そういう風に流すことも違いの尊重につながると思うんですよね。そこで突っ込んでしまうと、本人が自然にやっていることを責められるわけなので、周囲が二次障害を作ってしまうでしょ。

私はそこでとりあえず黙っとくことを覚えた。

なるほど。

それとか、探り入れるとか。

こういうずれを抱えて社会に出るからものすごく大変なんですね。小さいときから抱えていたずれがちょっとずつずれて、それを悪意に解釈されてはつらい目にあって。
だからまあ社会に出るのがとっても大変なんですけど、『自閉っ子、えっちらおっちら世を渡る』の中ではニキさんが、こういう風なことがわかったら世の中が怖くなくなったっていうのをいっぱい書いてくれていますね。

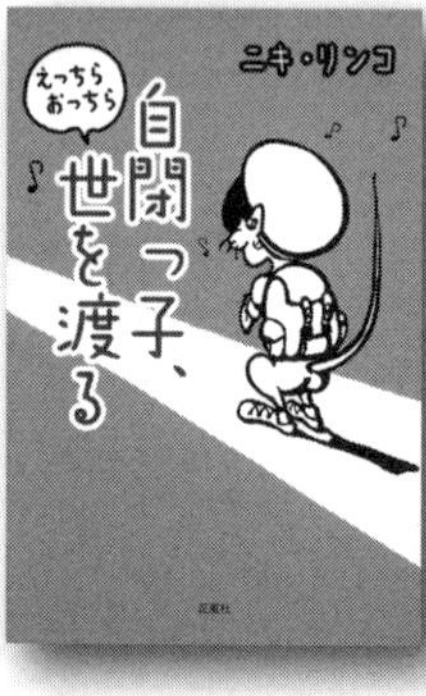

だってさ〜、お嫁さんは死んじゃうと思うと結婚するの怖いよね。

そう。そういうずれを抱えているでしょ。自閉っ子は誤学習が得意で、それを解毒する再学習が不得意だから。

ニキさんの言葉で言えば「先着一名様」。愛甲修子さん（言語聴覚士・臨床心理士）の言葉で言えば「こびりつき脳＋過敏体質」。逆に言うと、最初にいい悪いを教えるとこれほどりちぎに守る人たちも他にはいないくらいなのに。

学校よ、ネタバレしておくれ

なのにあんまり本当のことを教えてくれないのよね。ウソは教えないでほしいんだけど。途中でスイッチするのには苦労するので。

ウソのつもりはないかもしれないんだけどね。

まあこの本を読んで私が思ったのは、私たちは知らないうちにこの人たちをすごく怖がらせているということです。それがさりげない学校教育の中にあるんですよね。「そんなんじゃ社会でやっていけないぞ」とか学校の先生は安易に口になさるものね。

うーん。あれなんか、単にしつけのために使っているんですよね？　おそらく。

そうそう。
でも意外と社会に出てしまったら、学校より社会のほうがラクだったりするんですよね。もっと多様性が許されているし。なのに、その前に学校でくじけて社会に出られなかったりすると、もったいないよね。

学校は、学校のほうがラクって思っているんだよね。

そうそうそう。

まあ、学校には「今は試行錯誤して失敗していい場所だから」とか、そういうラクさはあるんかもしれない。

ふむ。

あまり責任問われないですむとか、練習として時間使えるとか。

ふむ。

学校にいる間は一応主役なんですよね。数は大勢いるけど、自分が学ぶこと、学習効果が上がることを中心に考えて構わないという意味では主役。その点では学校はラクかもしれない。

でもそんなこと考えないしね。知らないもんね、子どもは。

だから学校の一番ラクな部分には、たぶん気がついていないと思います。そりゃ、社会に出てしまったら、仕事はたいがい本番だという厳しさはあるかもしれませんよ。でもその代わり社会は、目的がはっきりしてる場所が多い。学校って、練習する場所だから失敗しても構わないというメリットがあるにもかかわらず、そのことをすごい隠すんですよね。

ああ、そうかも！

隠しているつもりじゃないかもしれないけど。本気のつもりでやらせようと思っているのかもしれないけど。

でも、ここは練習なんだから試行錯誤してもいいということは学校ではあまり教えてくれませんでしたね。

ああ、本当にそう。

お試しなんだとか、そういうのあまり教えてくれなかった。

それで混乱するんだね。今は練習だよ、ってネタバレしてあげたほうが親切なのかもね。

でもこの『自閉っ子、えっちらおっちら世を渡る』を読むと、もしかしてこの人たち社会の方が生きやすいんじゃないかっていう気がするんですよね。それを私はわりと色々なところでしゃべっていますよ。だから、社会に出るのを怖がらないで、って。

実は学校より社会のほうが懐が深いところがあって、まず四十人仲良くしなきゃいけないシチュエーションってあまりないですね。あと逆上がりは入社試験に出ないので日が暮れても練習する必要もないし

私はできましたよ、逆上がり。

うん。必ずこの話出すとニキさんはできたと強調するんだけど、強調しているのは逆上がりじゃなくて、学校でしかクリアを要求されないことっていっぱいあるんですよね。しかもそれが、社会に出ると本当に役に立たない能力なの。

たとえば班単位で行動するとき、その中にいる七、八人の同級生と仲良くしろと言われ

ても、別に『走れメロス』のような友情を育む必要はないわけです。気が合わなくてもそのときケンカせずつきあっておけばいいわけでしょう。それを「誰とでも仲良く」とか言われると、四十人全員と走れメロスをやらなくちゃいけなくて大変。そういう誤解をするみたいね。

結構いじめっ子になついてストーカーする人いるんですね。

いるらしいねえ。

誰とでも仲良くっていうことは、一番仲良くしにくい人と仲良くしたらあとはちょろいもんだって考えるんです。一番食べにくいものから先に食べよう、みたいな感覚で。けど、いじめたくなるっていうことは向こうから見ても気が合わないわけだから、つきまとわれるいじめっ子もかわいそうですよね。

そうですよね。

迷惑です。

だからそのへんはちょっと距離とって、みたいには言わないでしょう学校は。それをものすごく気に病んだりね。

本当に多いんですよ。この子を落とせばいいと思っていじめっこのストーカーになる人。

それも俺ルールだね。

ありがちなんで。これだけ多いということは、一つの傾向として抽出が可能だと。

社会とネタバレ

そうですよね。

その点社会はわかりやすいでしょ。とくに民間企業で生き抜くコツってものすごく簡単。費用対効果。それだけだもんね。手をひらひらさせてようがはねてようが、仕事していればそれでＯＫみたい。

特例子会社の社長さんのお話とか聞いていると、学校が問題にするようなことは問題にしていなかったりするんですよね、別に。学校と企業は価値観が違うし、人によってかもしれないけど、企業への適応の方が簡単かもしれない。

社長や上司の理屈の方がわかりやすいかも。利益だから。だから叱責されたとしても、利益を度外視して叱責している可能性は低いし。

そうそう。会社で受ける叱責と学校時代のいじめは別物だよね。で、会社っていうのは仕事ができないと定型発達者も叱られるところなので、叱られても障害に理解がないとは限らないんだけどね。

そういう意味で上司とはうまくやれると思います。仕事さえできればね。むしろ同僚のほうが大変かもしれないけど。利益あんまり考えないタイプの同僚ね。でもそういう人は、向こうが淘汰されていくかもね。

もちろん、それなりのスキルや最低限の社会性が必要なんだろうけど。誰かをなぐらない、とか。でもそういうのは、できる人だって多いでしょ。障害があっても、覚えられることだからね。

社会には変人枠っていうのがあるから、そこで生きていけばいいんだけど、学校はふつうの子にしたがる。

それに社会性という点で言えば、ニキさんは生得的なセンスの欠如を理屈で補って適切な振舞いに結び付けてますよね。私は『自閉っ子、えっちらおっちら世を渡る』の中で書いていた「他人の時間は無料ではない」という考え方に感心しました。そうすると、相手が時間を割いてくれたことに感謝できますね。

でも、これもわりと学校という場所では覚えにくいんですよ。学校というのは、ちょっと時間を越えて質問に行ったりすることを、熱心さの表れとして喜ぶでしょ。そういう学校限定の文化ってありますよね。そういう美しい思い出によって、一般社会では覚えておくといいはずの、「他人の時間は無料ではない」の習得が難しくなることもあります。

ああ、そういうバリアがあるのね。そうね、学校でよしとされたことが社会に出ると逆のことがあるから、そこが面倒なのよね、覚え直しが。
　この本の中でニキさんが言っているのは、たとえば他人に愚痴をきいてもらって、その人の時給が千円だとすると、三十分時間をくれたら五百円くれたのと同じという風な理解の仕方。別に、五百円を払えというわけじゃなくてね。

払ったら失礼だよね。

そうそう。それだけの価値を割いてくれたという事実が飲み込みやすいということですね。そうすると、自然に感謝につながったりね。

他人はそれぞれ自分の時間を使う裁量があるので、それを尊重しなくちゃいけなくて、自分が勝手に使っていいもんじゃないんだな、っていうこと。別に共感とかそういう心の問題にしなくても、そういう知識があれば、最低限他人に失礼なことをせずに世の中渡っていけます。

たとえばうまく進展したときに報告をするとか。

うんうん。それもお礼のひとつですね。聞いたら喜んでもらえるものね。

出かける予定をちょっと遅らして、タクシーや特急に乗ったかもしれない。ご飯作る時間を割いて、出前とったかもしれません。そうすると、うまく進展したときにいい報告をしたほうがいいですね。

そういう風に理屈理屈で理解していっても、社会性は養えますからね。我々と同じように感じろとか、人の気持ちをわかれ、というやり方ではなくても、理屈で納得すれば、社会的に適切な振舞いができるようになると思います。

なまはげ

「俺ルール」という言葉は、おかげさまでそれなりに広がったけど、これから「なまはげ」という言葉を皆さんに覚えていただきたいです。

そうですね。ニキさんはよく「学校ってなまはげ作ってるよね」と言いますよね。説明をお願いします。

小学校五年生くらいになるとよく「そんなことじゃ中学ではやっていけないぞ」とか「中学に行って通用しないぞ、困るぞ」と言いますね、先生方は。で、中学になると今度は「そんなたるんだことでは高校でやっていけないぞ」と言われるんですよね。で、高校に入ると、そんなことでは就職してやっていけないとか大学についていけないとか言われます。実際は大学の方がよっぽどゆるいですよね。

ゆるいです。

それで大学になったら社会じゃやっていけない。でもそれを言っている人たちが実は別に一般社会には入ってないんですよね。

企業で働いたことなかったりっていう意味ですね。

そうそう。大人になって、友だちが教員になったりしたので気がついた。まあ小学校の先生は中学行ったことがあるし、中学の先生も高校出てるはずなんだけど、中学の先生の言っている高校とか、高校の先生の言う大学とか社会とかは、どうもしつけのための見せびらかし道具であったらしい、と。

学校はヴァーチャル社会を子どものしつけの道具に使ってしまうんですよね、たしかに。社会に出たらどうこう、とか。でも定型発達の人や定型に近い人っていうのは、そういうのを話半分に聴いているんです。自閉症の人たちと話をしていて、いかに自分が学校の言うことをまともに聞いてなかったかよくわかりました。まともに聞いてなかったから世の中怖くなかったんです。真に受けてたら、ひきこもりになったり無職になったりする時期があっても仕方ないかも。

でも社会って出てみたら案外簡単なんですよ。ＴＥＡＣＣＨ部のえらい先生が、自閉症の人は資本主義的動物だとおっしゃったらしいけど、相性いいでしょ、自閉っ子と資本主義。だからこそＡＢＡとかが効くんでしょ。

中田大地君の本を読んでも、おうちではお小遣い上げずに全部お給料制にしてますね。おまけに、雪かきやなんかでお給料が高額になった月には後に税金まで徴収してます。北海道に住んでるから大雪の年は厄介だけど、ビジネスチャンスでもあるんですよ。で、春になったら失業して季節労働者の悲哀を味わったりね。

学校ではむしろ、お金を悪者扱いしがちですけどね。それをまた真に受けるから、家庭とかで、「お金はもらうとうれしい」とか、「もらったら使えるんだ」とか、「うれしくてもいいんだ」とか、そういうことを早めに教えてもらえるといいですね。お年玉もらったときにきちんと「よかったねえ」といっしょに喜ぶ、親が宝くじを買ったときは「当たったらあれ買おう、これ買おう」とうっとりする、そんな当たり前のことを、ふつうより濃厚に叩きこまなきゃいけないんです。金儲けは汚いって学校で教わってしまうもので、知的に高い人でも初任給もらってなーんとなく罪の意識のようなものを感じたりしますからね。

給料もらって罪の意識を感じてしまう人が企業で働くのは難しいですね。

よかったねえ、ってしっかり言うのも大事ですが、それでも事後だから、後手に回ってますね。そういうタイプのお子さんには、気が早いようだけど、前もって「楽しみだねえ」ってこまめに叩きこんでいかないと。

コネ入社は悪くない

自分でなまはげ作って怖がってた点としては、就職したら社員旅行があるから怖いなあってのがありました。でも本当は、そういう会社ばっかりじゃなかったんですよね。無理だと思ったら、そうじゃないところに就職すればいいんですよ。

その通りです本当に。色々な会社があるので、そういうところに就職すればいいと思います。

コネ就職っていうのはそういう意味で有効だと思うんです。コネ就職はあまり潔癖に糾弾しちゃだめだと思います。事前に、宴会とかレクリエーション、おやつの時間なんかの情報を聞き出すのはすごく大事です。

ふむふむ。

そういう部分がつまずきの原因になる当事者はほんと多いから。そういうのってたぶん会社によって相当違うはずなんですよ。

そうですね。

でも面接でなかなかきけることではないので、知り合いにきいて選ぶっていうのが有効になると思うんです。実際に同じところに入らなくても、情報収集だけでも不安が減るだろうし。

そうですね。それと友だちが少なかったりすると、ふつうはなんとなく入ってくる情報というのが少ないので、それを周囲で補ってあげないと。そういう機会を作ってあげたりするといいですよね。

インフォーマルな情報の収集って、ものすごく大事みたいです。定型の人でも、私の年上の友だちで、五十くらいで聴力を失った人がいまして、職場での事前の動きというのがまったく察知できなくなったそうです。長く勤めている職場だし、仕事そのものはできるけど、仕事に関係ないとみなされている情報は入ってこないので大変なようです。いじめられているわけではなくても、空気読めない人状態になってしまったり。

それと同じような状態ですよね、自閉症の人って。なんとなくの情報が入ってこないでしょ。性の話なんかも、定型発達の子って友だちからいくらでも情報入ってくるんだけどそういうのがない。だから混乱する。就職に関しても、みんながどうやって就職活動始めたかわからなかった大学生の話とかもよくきます。なんかみんな同じ時期になると動いていて、知らない間に決まっていて。自分はいつどういう動きしたらいいか全然わからなかったとか。それで大学院行ったとか、そういう話もよく聞いたりします。

あと、授業は休まないもの、っていうのに縛られて就職活動できない人もいました。

ああ、そうかそうか。

だってシラバスに十五回出ることって書いてあるじゃないですか。

たしかに。

それ守っていて全然説明会行かなかったそうです。

現実を教えることは残酷なことではない

あとね、私、本にも書いたし本当にそうだと思っているのは、みんな傷つけちゃいけないと思っているから、現実を教えてあげないんですよ。それがすごく不親切だと思うんです。我々の対応の仕方としてね。

もちろんニキさんも怖がりなところあるし、怖がりがちだったり不安を感じがちだったりする人はいるけれど、「現実そのもの」にはそんなに傷つかないような気がしているんです。それより現実がわからないことにものすごい混乱するので、だからちゃんと教えてあげると、それがたとえ一〇〇％気に入る事実じゃなくても、教えてもらってよかったな、ってなることが多いと思うんですけど。

『自閉っ子と未来への希望』にも書きましたけど、私は原稿の持込を断るときにも、定型発達の人にははっきり理由を言わなくても、ＡＳＤの人には理由を言うようにしています。「ごめんなさい。これ出しても儲かる気がしない」とか。そうすると「儲けるためにやってるんですか？」ときかれるので「そうだよ」と答える。それで「儲かるんですか？」ときかれたら「いや、儲からないこともいっぱいあるのよ」って言ったら「浅見さんも大変ですね！　頑張ってください！」とか励まされたり。

私わかったよ、そのへんの仕組み！

そうだねえ。ニキさんはそのへんの仕組みを勉強してから出版の仕事を始めたんですよね。だから話がすれ違わなかった。下調べの勝利です。

で、周囲は、どこからわかっていないかよく観察してあげるといいですね。「あのね～それくらいわかるだろうふつう」と思ってるようなことがわかってないかもしれない。知的に高い人でもね。ぜひ大地君の本山先生赤ちゃんエピソードを心に刻んでいただきたいと思います。

まあ企業がやることは、経済活動としてやっているという情報が一個抜け落ちている場合が多いですけど、これを知ると職場での叱責が学校のいじめとは違うって理屈はわかるだろうし、サバイバルの仕方もわかるでしょう。本当のことを教えてあげるとあまり傷つかないんですよね。もちろん、意地悪な気持ちは（意地悪したくない相手には）込めないようにするし、傷つくような言い方は避けるけど（当社比）、ウソはつかない。それが最低限の礼儀だろうと考えています。

でもね、定型発達者にも悪気がないんだって知ってほしいんですよ。はっきり教えなくてもね。みんな自閉症の人を傷つけたくないんですよ。

ふーん。

それが裏目に出ているケースも多いんだけど、好意はわかってあげてほしいんですよ。気を使っているんだって。深読みしちゃうんですよ私たち。自閉症の人を。よくも悪くも深読みしちゃうんです。天使でもなければ悪魔でもなく人間なんですけど、そのへんをなんか深読みしちゃって。実際より悪意にとってみたり、純粋にとったり。

ちょっと珍しい風俗の国から来た人だと思ってくれればいいのに。

ふつうの人だよね。

子どもの頭触っちゃいけない国とか、お人形を飾らない国とか色々あるそうじゃないですか。

ええ。

学校にどうあってほしいか

まあこのように、自閉症は異文化なので、どうやってほしい、って本人にきくのってけっこう不毛だと思ってきたんですけどね。でも特別支援教育が始まるとき、ニキさんに講演依頼がたくさん来ましたね。どういう学校であってほしいか皆さん知りたかったみたい。

でもニキさんにきいても「わかんない～」って言うし。

「教頭先生は書道展に出展しないで！」なんて言ってもいけないし。

それは教頭先生の人権侵害だね。

でしょう？　だからね、そういうことを得々と答えるよりは「わかんない～」の方がまだましでしょ。本当はとんちんかんなアイディアを並べたいのを、どれだけガマンしてあげたことか（笑）。

そうねえ。まずは、そういう質問はまずやめるところから始めようよ、って思ったんですよ。だってニキさんの年代は特別支援教育受けたことないんだもの。受けたことないものいいも悪いも言えないと思います。そこに想像が及ばないのが自閉症なんじゃないでしょうかね。逆にとうとうとしゃべる人もいるかもしれませんけど、そういう人はまだ理解が進んでいない人かもしれません、世の中に対して。

中には、書道禁止と同じ原理でいろいろ言っちゃう人もいるかも。まあ内容はもっとまともでしょうが。

そう。もうちょっとまともなだけにそれを皆さんが一生懸命メモにとって帰ったり、そういうセミナーも当時いっぱい開かれたと思います。私たちはその質問自体がバカらしいと思った。

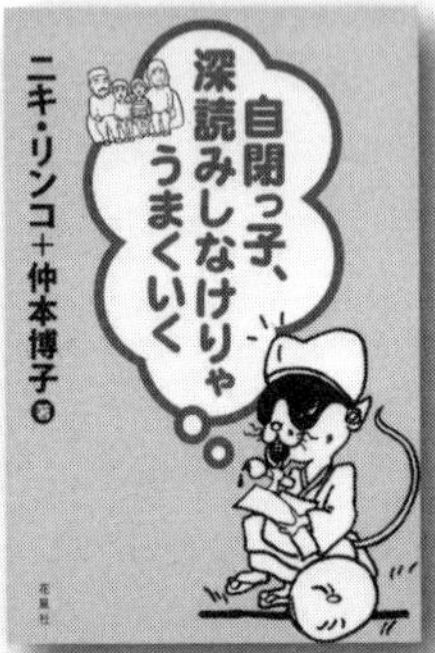

どんな声をかけてほしいか

まあそうやってあまりに特別支援教育に関する質問が多いので先進国と言われるア

メリカに取材して『自閉っ子、深読みしなけりゃうまくいく』を作ったわけですが、その結果わかったのは、予算の差じゃないかもってことですね、彼我の違いは。

療育先進国はさすがに、自閉っ子を深読みしてないです。悪意に解釈しない。それと身体の問題をものすごく見ますね。そして情緒的ではなく物理的に解決していきます。本当に自閉症がどういう障害かっていう理解が進んでいるんだと思いました。予算ではなく知識に差があるんですね。

日本では導入に際してまだまだ「他の生徒の手前」とか「公平性が」とかわけのわからない突っ込みの入る五感への配慮も、当たり前の権利として保障されていたし。

そういえば、「特別支援教育に何を求めますか?」という質問と同じようにニキさんがよく受けた質問に「子どものころどういう声をかけられたかったか?」というのがありましたが。

「しまうま」ですね。

音が好きだったのね。

はい。でも自分でしまうま、っていう言葉使うとすぐばれるウソになることが多いでしょ。「今日保育園にしまうまがいた」とか、「しまうまが塀の上を歩いていた」とか、猫ならばれなくてもしまうまだとすぐにばれる。だから自分で言うんじゃなく、あの手この手で人にしまうまと言わせようとしていました。動物園にいる白と黒の生き物は？とか。

声かけられてうれしい言葉って言われてもですねえ、向こうから声かけられるというのは負担が大きいんですよね。応対を考えるっていう負担です。むしろ、こちらがふった言葉遊びに乗ってもらう方が楽だから、楽しむ余裕がある。たとえばＣＭで「あったかめっちゃかあったかめっちゃか丸善灯油」というのがあったんですけど、そこで「あったかめっちゃかあったかめっちゃか」で止めたら「丸善灯油」って言ってくれたらうれしかったでしょうね。

言葉遊びといってもほとんどは物まねですけど、あとはこっちのボケにツッコんだり、こっちの呼びかけに答えてくれたりしてもらえるとうれしかったでしょうね。昔だったら浪曲とか歌舞伎とかの名セリフもいろいろあったでしょう、これ言ったらこれ返ってくるとか。そういうのができたら、きっとうれしかったと思います。

「どういう声をかけてもらいたかった？」と問いかけるとこういう風に発展するので、もう異文化として楽しむしかないんですよね。

声をかけられるっていうのは基本的にろくでもないことに決まっているんですよ。

そうですね。

こっちが本読んでるのにお風呂入りなさいとか。声かけられるのは苦情か命令に決まっているんだから。それか、「それ半分ちょうだい」とか。

だからまず、声をかけられるというだけで警戒しますよね。何か私のやっていることが気に入らないから声をかけてくるに違いない、って思う。それに対して、こっちがボケたときにツッコんでくれるというのは、こっちに主導権があるから楽だし、楽しいんですよね。ただ、自分に主導権あるほうがいいのは誰もが同じだから、あんまりこれ言いすぎるとただのわがままと区別つかなくなっちゃうんですけどね。でも、コマーシャルの物まねしたらけっこう叱られたんで、あれ一緒に歌ってくれればいいのに、とは思っていました。

なるほど。たぶん物まねされている人いっぱいいると思います。やっぱり話せば長い浅いワケなんですよね。不可思議な行動の意味が。

そうなんです。話せば長くなってしまうんだけど、その割りに大した落ちがないんですね。

浅さを知ると腹が立たないしつきあうのが面白くなりますね。

「もう一度自閉っ子に生まれたい」という言葉の真意

あとね、もうひとつニキさんのセリフとして「もう一度自閉っ子に生まれたい」っていうのがあるでしょ。あれの真意を聞かせてもらえますか。結構ね、世の中で一人歩きしている面がある言葉なので。

本当にその通りなんですよ。

自閉のせいか私、趣味とかにわりとハマリ体質、やりこみ体質なんですね。だから同じ本でも何回も読むんです。犯人はわかっているけど、あの食事のシーンが読みたいとかいって何回も読んじゃう、そうするうちにあちこちフレーズを暗記しちゃう。

落語なんかでも同じＣＤ何回も聞いたり。同じ人の同じネタがかかる日に何度も行ったり。でもこれやってるとレパートリー増やしづらいんですよ。

ふむふむ。そうですね。

同じＤＶＤを二十回見てたら、一回で済めばあと十九枚制覇できたはずなんですけど、それがなかなかできない。

ふむふむ。

で、どうもこれ一生短いぜ、と。

わはは。そうだね。
でも次また自閉に生まれたら、ＣＤとか増えてるじゃないですか。本も。

うん。だから私が生まれた年にさかのぼってもう一回生まれられるといいなあと。

そうしたら読みたい本また読めるし。

でもね～前に読んだ本のこと忘れて同じことやっちゃうかもしれないですね～。
それを考えるとこれもうまくないな～とはわかってるんですけど、とにかくその、「遊ぶ時間がもっとほしい！」という感じですね。定型発達に生まれていたら定型発達なりの遊び方をきっとするとは思うんだけど、私が今やり足りないのは自閉的な遊び方であったり、自閉的な仕事の仕方だったりなんですね。

だから困っている部分だけじゃなくて、趣味とかそういうところで自閉である自分が気に入っている部分があるわけでしょ。

気に入っているというか……。

脳のかたちだから。

不便ではあるんですけどね。

気に入っている部分をもうちょっと追求したいなみたいな感じ？

濃いんですよね、遊び方も仕事の仕方も。濃いので量がこなせないんです。だからもう一回生まれたいですよね。

はああ。なんかね、これも世の中で一人歩きしているかもしれない言葉なので、説明してほしかったんですけど、ニキさんがそう言ったから早期介入しちゃいけないんじゃないかとか、そういう心配をなさる人もいるわけです。自閉症じゃなくするのはすごく難しいし、自閉症でなくなる必要はないと思うんだけど、療育することとか支援することと相反する概念じゃないんですね、ニキさんが自閉っ子に生まれたいと言うのは。文化として今と同質のものをもう一度やれたらいいな、とそれだけの話なので。

そう。遊び足りない！　と。積ん読本を残したまま死んでいくと思うんですよ、私おそらく。読める以上に買ってしまうんで。そして同じ芝居を二十三日間やっていたら二十三回行きたいんですよ、本当は。

なるほど。

でも仕事しながらそれがなかなかできないんでね〜。

そうですね。また自閉っ子に生まれてもそれは難しいと思う。

そうなんですよね〜。仕事もまた、もっとたくさんやりたいんだな。しかし凝り性だからたくさんできない。

自分オタクになろう

次にアセスメントの話入りますけれども、もうどこに行っても、ニキさん＝自閉症じゃない、って言ってまわってるわけですね私たちは。当然のことです。でもニキさんてばインパクトが強い方なので、ニキさん＝自閉症と誤解されてしまうことがあるのかなと思っているのですが。

でも藤家さんとあれだけ似ていないのに。似てないもの同士だから一緒に本を作ったのに。

そうねえ。でもきっともっと似てない人もいるのね。

まあ、身体の問題が重いという点では似てますけどね、藤家さんと私は。

そうですね。
神田橋先生と本を作らせていただいたとき、神田橋先生が発達障害のことを「シナプスがどこかでつながっていない」と説明されたのを聞いて腑に落ちたんですね。どこがつながっていないかは人によるんだ、と。そういう風に言われると、同じように発達障害というくくりでも、個別性があって当然だなあと思います。

発達障害が右脳優位という発表なんかもありましたけど、そういう風に決め付けるのも誤解呼びがちじゃないかなあと思います。たとえば、ニキさんは左脳が優秀な方ですよね。どこかにぶつかるときは左半身だし、左のボディイメージ疲労で消えるでしょ。そして文章の仕事しているし。

発達障害が右脳優位だっていうのは、たまたま右脳的な人を連れてきて検査したんじゃないでしょうかね。実際にはどこがつながっていないかは人によるんじゃないかしら。

私の想像では、やはり言葉が遅れていると発見しやすいのだと思うんです。

うんうん。

言葉が遅れていたせいで発見してもらえた人が集まったのかも。

それだと右脳優位な人が多いですよね。

脳のどこどこにバグがあるのが発達障害、と決め付けるのではなく、それぞれどこかがつながっていない、と考えたほうが、支援のあり方を間違えないような気がします。

骨折だって、鎖骨も骨折だし、右足も骨折だし、尾てい骨でも骨折でしょう。でも切り傷となると、統計取ったら左手に集中しがちですよね、包丁やカッターを右手に持つ人が多いから。

ですね。

けど、そこにあんまり意味を持たせすぎちゃだめなんですよ。段ボール解体しようとしてカッターで太もも切っても、日本刀で背中斬られても、左利きさんが包丁で右手を切っても、切り傷は切り傷。どの骨が折れても骨折ってのと同じ。

だからシナプスのどこが途切れているのか、それを探る軸をもっと探さなきゃいけないという宿題を与えられて、そういうことできる先生がいるかなと思ったらいたんですね。見つけてみたら、昔からのニキさんの脳みそオタク仲間である長沼睦雄先生だったわけですが。それが『活かそう！ 発達障害脳「いいところを伸ばす」は治療です』という本になりました。どういう学習の仕方がその子にいいのか、強いところはどこか、そういうのを脳から探る時代になっているんだなあ、一律に発達障害って決めるのではなく、もっと細かく特性を見る時代になったんだなあ、って感動しましたよ。

そして気がついたんですよね。たしかに発達障害があって、健やかに暮らしている人は、自分の特性を細かくつかんで対処してるなあ、と。それはおばさん的対応と、おねえさん的対応と、両方あるけど、種類が。

活かそう！
発達障害脳
「いいところを伸ばす」は治療です。
長沼睦雄
花風社

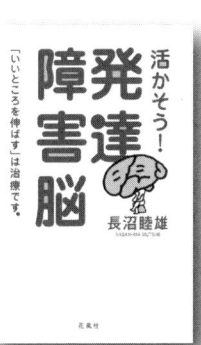

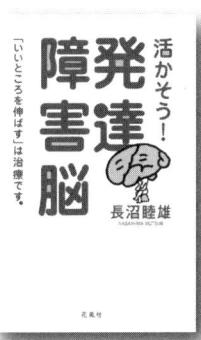

この本が先に出てくれたら、私いろんな仕事しなくてよかったかも。

だったら後から出てよかったです。ニキさんのお仕事も貴重ですからね。自閉っ子の世界を、皆さんに楽しくわかりやすく伝えていて。

ニキさんは長沼先生同様脳みそオタクだけど、一方で自分オタクでもあるよね。それが生きやすくなるために、役に立ちましたよね。

それにね、自閉症じゃない分野ではもっと経験が積み重ねられていることもあるのだから、そういうの借りてこなきゃ損なんですよ。
脳卒中とか外傷なんかによる高次脳機能障害もそうですし。

認知症とかもね。たしかにそういう他の脳疾患・障害の知識は、自閉症の人が自分をつかんで生きやすい工夫をするのにも役立つんですね。それがニキさんのやっていることですね。

で、いろいろ知り合いもできたりするうちに、どうも統合失調症の人にはのんびりと暮らしてもらったほうがいい人が多いのかな、なんて思ったり。統合失調症の人がのんびり暮らせるだけの財源があるように、自閉の自分は頑張って働いて納税するぞ、っていう面はありますね。

そうなんですか。まあ自閉の人はヒマじゃないほうが幸せだもんね。
たしかに自閉圏の方の声を聴くのは大事だけど、やはり一人一人違うので、その人のどこが強いかを見ることは大事ですよね。そしてただ漠然と見ても特徴はわからないから、そのとき判断の軸が必要なんですよね。長沼先生は、その軸をたくさん持っていらっしゃいますね。
そしてその軸の中に感覚とか運動の問題を入れてください、っていうのが私たちが伝えてきたことですね。環境と折り合いをつけるために。ニキさんの例を見てもわかるけど、家事をするためにだって参考になる。そして学習のため、たとえば書字のためにも、環境や眼球の動きはすごく大事なようで、そういう研究治療をされている先生方もいらっしゃいますから、そういうことをぜひ、軸の中に取り入れて生きやすさのヒントにしてくださるといいなあと思います。

そういうのをわりと、本能的にできていましたよね、ニキさんは。でもそれはやっぱり、脳みそオタクだったからだよね。

ナルシストと呼ばないで

自分をネタにするとどうもナルシスティックだとか、自分大好きだとか思われがちなんですけど、自分がわりと被験者として手近だっていうのはあるんですよね。一番近くにいる生き物だし。あと、ヒトの中では唯一、観察してもプライバシーの侵害にならないサンプル。まあこれは趣味の動物学だからいいんですが、ふつうにしていたら生活しにくい人が自分を観察するって、必要なことでもあるので、それをナルシスティックとか言われて気にしすぎると、ちょっと具合が悪い。

「自分のことばかり気にしている」とか「自分が好きなんだね」とか、あまりそういうフィードバックをしないであげると、恥ずかしがらずに自分観察ができると思うんです。自分のことばかりしゃべっていると言われて、直そうとして、自分観察が進まない人が出るかもしれないので。

なるほど。そういうツッコミを控えるのは立派な支援ですね。定型発達者は自閉圏の人を深読みしがちなので、自分のことをくどくど言っている人を見て、「自分が好きなんだなあ」とか「うっとうしい」と思うこともあるけれど、でも赤ちゃんだっこしている人が先生の奥さんということを知るのにひとてまふたてま余分にかかる人たちなんですからね。そういう時期がないと、自分と社会との折り合いがつけにくいんでしょうね。

まあ自分が食べる食事の適量とか、それを知るにさえひとてまかかるんです。そのひとてまを笑うと、さらに手をかけなくなるから。

なるほど。

で、本能でできる人が、本能でできない人を笑うと、しなければいけない努力をますますしなくなるので。

「私は世界の中心ではない」と知ってほっとする

深読みと言えばねえ、それを周囲の定型の人たちがやめて成功した例として挙げられるのが、やっぱり藤家さんですね。以前は、お姫様体質だったと思います。自分が中心。ていうか不思議な世界の見え方をしていて、中国とかロシアとか架空の国だと思ってたっていうんですよ。

でもね、お姫様体質っていいことばかりじゃないのね。何しろ政《まつりごと》の中心にいるようなものだから、何が起きても全部自分のせいなのね。国際テロ組織の暗躍も。

震災前に真実に気がついてよかったね。じゃなきゃ、震災も自分が起こしたと思ってたかも。

そうなのよ。それでね、あなたは世界の中心じゃないのよ、って支援者に習ってこう思ったんですって。「あら、そうだったの」

肩の荷が下りたんでしょうねえ。

そうねえ。知的障害がなくてもこれだけずれてるんだから。現実を教えてあげるのは大事だなあと思いました。意地悪な気持ちを込めずに、でも現実を教える。先日元家裁の調査官で現大学教授である藤川洋子先生の講演を聴いてきましたが、最後の方に「受容と共感だけでは失敗する」っていうお言葉があって、納得しましたよ。そうだなあ、って。もちろん愛情とは別の話ですよ。愛情があるからこそ、受容と共感では終わらせないタイプの方が自閉っ子育てが上手な気がします。

　本当に誤学習っていうのが得意で、再学習が不得意だから、それで世の中苦しいんだものね。どうやったら防げるのかなと思いますよ。まあ、誤学習にも道筋が色々あるから、防ぐ方法も次々出てくるとは思うんだけど。

　これを防ぐのが特別支援教育なのだと思ってたんだけど、必ずしもそっちのほうには向かっていないね。問題児の取り出しみたいになっちゃってたり、デイケアみたいになってたり。その点ニキさんは自力で自分の誤学習を訂正してきて本当にすごいと思います。ものすごく遠回りしてものすごくカンタンな結論にたどりついていますよね、よく。

誰もほめてくれないよね。

そんなことないよ。私は感心しましたよ。そりゃ口では「あ、また脳みその無駄遣いしてる」とか突っ込んだりしてますけど、実は全然無駄じゃない。

無駄なのは最初の誤学習の方なんですよね。

そうだね。それを防げたらもっと違うところに脳みそ使えたのにとは思います。それにもうちょっと傷つかないですんだりしたかも。怖くなかったかも。

支援されているんだよ

そういえばよく受ける質問の中にも、「君は支援されているんだよ」と本人に言ったほうがいいかどうかというのがありますけど。私自身の考えでは、言ってあげたほうが親切だと思うんだけど、ニキさんはどう思いますか？
以前ニキさんは、支援されていることに気づかない支援がいい支援だと言っていたでしょ。

支援というより、元々トラブルが起きにくいというか、オペレーションがうまくいっている状態がいいですね。本当にいい支援っていうのは、されてても気づかないと思うんです。
私も支援と名のついた支援は受けなかったと思うけど、弱い子、トロイ子として、みそっかす枠に入っていただろうとは思います。でも、そんな見守りの中でできたことは、自分の手柄だと思いこんでいるのかも。だから「どんな支援が助かった?」ときかれても「してもらっていません!」と答えたくなっちゃうんですね。恩知らずなのではなくて、「すてきな時間もあった」という、ほのぼのした記憶の中になじんじゃってるわけです。

なるほど。

飲食店でも飛行場のカウンターでも、その職場の中の指揮系統や人間関係がうまくいっていたり、人手が足りてたりして、裏での下準備が万端だと、こっちに迷惑がかかってこないわけです。雰囲気もいいし。お客にとっても、そういう空間って、とてもいやすいですよね。

なるほど。

それでこっちも、わりと自分の実力発揮に集中できるものだから。

そうですね。実力が発揮できる体制づくりっていうのは、必要な配慮だと思います。そしてそれをみんなが配慮しているんだよ、っていうのは教えてあげたほうがいいと私は思います。

私のために配慮してくれたことだったら、教えてくれるのは情報として有用です。でも、運営がスムーズで、私のために特別な支援が必要になるような場面があまり発生しない環境、って方を強調したいんですよ。

どうしてもなんというか、トラブルになっちゃってから華々しく先生が助けに来てくれたりすると、そりゃ先生の印象上がりますよね。でも、ふだんの全体の運営がうまくいってなくてトラブル多発で、先生が救世主のように輝くっていうのは、先生は好かれるけどいいことじゃないですよね。

それがニキさんの支援観ね。私は、たとえば床に炊飯器置いていたとき何か身体的な事情があってやっていることだろうと推測つけてツッコミを控える、みたいなのも支援だと思うし、恩に着せるというのも支援だと思っています。

私たち定型発達者もしくはそれに近い人間ができる支援っていうのは、まず深読みして悪意に取らないこと、体性感覚とかが自分たちと違うかもしれないと気を使ってあげること、あとちゃんと恩に着せるべきところは恩に着せる。

恩に着せるというのは私たちの文化の中ではしたないことのように思ってしまうんですけど、「あなたを大切に思っているよ」ということでもあると思うんです。で、やっぱり言わなきゃわからないんですね。『自閉っ子と未来への希望』の最後に藤家さんのエッセイを載せました。「すべての母さんたちへ」という。あれは名作です。藤家さんは診断がついた当時、お母様が「今まで親として何もしてやれなかった」と言ったのを聞いて、「そうか、この人は親として至らない人なんだ」って思ったそうです。それは愛情に満ちた言葉で、決意とかの表れなんだけど、そこまでわからなかったのね。

「そうか。親として至らなかったのか。よし覚えたぞ」って感じだったんだろうと思いますよ。情報一個教えてもらえた、みたいな。

どうも定型発達者の文化の中では、恩に着せるというのがはしたないことになりがちだったりするので。

恩に着せるというのが定型発達の人の間ではしたないことになりがちなのは、こんだけのことをしたから、だから気に入らなくてもこの家にお嫁に行きなさい、とか、工場を継ぎなさい、とかいうプレッシャーにする場合があるからではないでしょうかね。そういうプレッシャーに使わないのなら恩に着せていいと思います。めんどくさいけど、そこを歯を食いしばってこういうことをしました、っていうのは、「愛されていたんだな」という幸福感につながりますから。でも「こんなに自分を犠牲にしてまであなたを優先したのにその態度は何」はいけません。

必ずしも見返りを求めてはいないと思いますが、そう自閉っ子には受け取られがちなリスクは織り込んでおいたほうがよさそうですね。見返りっていうかたちになると、またそれを過大に感じそうだもんね、自閉っ子。

恩に着せるっていうのは、要するに情報提供なんですよ。

おお、これまた名言。情報提供のための恩着せがましい言い方はどんどんしたいですね。

大地君なんかちっちゃいころから支援を受けていて、いいママだいいママだってみんなに言われてそう思っています。そういうのは教えてあげたほうがいいんじゃないかと思います。

私たちはあなたを愛しているからこうやるんだよ、というメッセージは、恩着せがましくなっても伝え続けたほうがいいと思います。

それだけ世の中に対する恨みが減ると思うので。私は自閉っ子に、世の中を怖がらず恨まずに生きて行ってもらうことが、一緒に楽しく生きる近道だと思っている人なんですよ。だから言いたいです。大人は楽しいよ、って。

そのためにはまず我々大人が、楽しく生きているのが一番の支援かもしれませんね。

大人はビール飲めるしね！

〈第2章〉努力と手抜きの現場報告

自閉症オタクでないからアセスメントが上手

さて、この章では「努力と手抜き」の実際の姿についてお聞きしたいです。ニキさんは前章でも触れたように、自分では努力家の意識はないですね。私から見ると、要所要所で努力しているし、何より「手抜きのための努力」は惜しまない人ですが。でもまあ、体力的なこともあって、「巨人の星」（古っ）タイプではないことはたしかよね。

もうちょっとああいうのができたらなあ、と思うんですけどね。自分が意志が弱いこと、しんどいことが続かないのは早くから知っていました。努力家じゃないから、ふつうに努力したら続かないという自覚があったので、私でも続く道を探しましたね。
意志が弱いし、ちょっとしたガマンが苦手。そこで「意志力をつけよう」と長いこと思ってたんですけどね。でもとうとうあきらめて、それよりちょっとしたガマンをしなくていい方向に努力しようと思って。
それともう一個切り替えたのは、遊びだと思って過去にやっていたことを努力だったことにしてしまおう、と。

とは？

本の仕事につくってことはそのまま、読者時代の体験を使うことですし。あと、純粋に楽しみで脳みそ関係の本とか読んでましたからね。それも再利用しよう、と。

ああ、なるほど。それはいいですね。実際それが、大いに役立っていますし。
藤家寛子さんは今、周囲の支援と自分の努力で、弱かったころがウソのように心身安定しているわけですが、そこには本人の努力もあったんです。途中まで引きこもっていて、周囲もはらはらしていた時期もあったんですけどね。どうしてある時点で努力できるようになったの？ ときいたら、努力につながる道は「自分を知る」ことだと知ったと言っていました。自分の特性を知って初めて、じゃあ何をしたらいいのかわかりやすくなったんだと言ってました。そしてニキさんの本は、そのために役に立ったようですよ。

よかったです。

もちろんお二人は同じように自閉症といってもタイプが違うけど、ニキさんが自分をアセスメントするプロセスは参考になるし。そして共通して使える原則もある。『自閉っ子、えっちらおっちら世を渡る』を読んで「自分の想像は当てにならない」というのを自覚するようになってから、かえって世の中が怖くなくなったりしたそうです。それまで想像のモンダイで色々怖いものを脳内自家生産していたので。

　で、ニキさんは自分をアセスメントするのが上手で、それにはたしかに脳みそオタクなことが役立っていますよね。

診断前からそういう本を読んでいましたからね～。当時は、勉強さぼったりして読んでいるわけですから、努力しているという自覚はなかったんですけど。

そうですか。本当に楽しみで読んでいたんですね。そして、長沼先生もニキさんも脳みそオタクではあっても自閉症オタクではないんですね。それでアセスメントが上手なのだと思います。自閉症だけ見ている人より、自分の脳みその癖に迫るのが上手ですよね。

脳卒中の後遺症で、失語症とか、健忘症とかになってしまった方々の記録を読むのが好きだったんですね。もちろん、なってしまった方にはお気の毒ですが、そういう患者さんの症状から、正常な脳の機能についてわかってきたことは多いわけです。一方で言語学とか、語学教育とかにも関心がありましたし、そしたらつながってくるんですよ。あとね、そういうのを研究するお医者さんや学者さんたちご自身も、面白い本を書かれるような方は個性的で、言動が面白い方がいらっしゃいますね。

それに、ほかの障害のお友だちからも話を聞くし、博物学が昔から好きだったし。生き物によっての生理や生態の違いなんかも、実は知っておくと役に立ちます。まあ動植物にたとえると怒る人がいるので、あまり活字にはしないことにしているんですが。

講演会ではそれなりにしゃべってくれますよね。

いらした方だけの特権ということで。でも自分の中では役に立ってるんです。自分というエキゾチックペットを飼うに当たって、生き物によって適切な飼い方が違うという知識は役に立つんですよ。

そういう楽しみが、今はメインの戦場になった感じです。結果的に役に立っている。

そういうときに読んだ本を、後の翻訳のお仕事にもしていますね。たとえばニキさん、高次脳機能障害の人とは結構親和性を感じているようですが、『目印はフォーク！』という高次脳機能障害の方の手記も翻訳していますね。

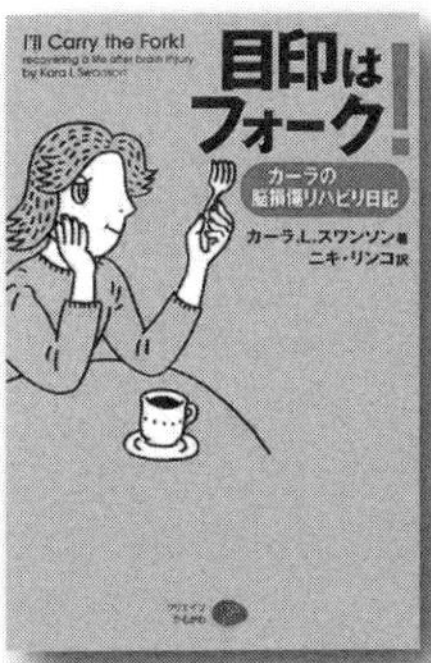

『目印はフォーク！』の著者カーラさんは、交通事故で高次脳機能障害になるのですが、元はといえば私と違うタイプなんです。ケータリング会社の現場監督だから、現場での判断は得意だし、段取り上手。色々な交渉ごとも達者で、個性的なコックさんたちも使いこなす。スポーツはやる方も見る方も大好き。特に団体での球技が得意。正反対でしょう？

そんな方が事故に遭ってから、まるで私みたいな失敗をすることになるんです。生まれつきの障害ではないから私と違って「以前できていた記憶」があるんですね。それだけに喪失感が本当に気の毒なのですけど、カーラさんが比較してくれたおかげで、「あ、これも障害だったんだ、これも障害だったんだ」って気づくことができました。どうしても、生まれつきだと当たり前になっちゃってて自覚しにくいんでね、実に参考になりますよ。

なるほど。

そして岩永竜一郎先生は、『もっと笑顔が見たいから 発達デコボコな子どものための感覚運動アプローチ』で、ニキさんの身体の症状とパーキンソン病の方の共通点に触れています。先天的な障害、後天的な疾病、と発生機序は違っても、ドーパミンの代謝異常という共通項があるから、生活上の工夫は活かせたりする。それに、認知症の研究なんかは自閉症よりずっと進んでいて、これから自閉症の人に役立つことがいっぱい出てくるんじゃないかと思います。

自閉症の研究のみを蛸壺的に進めるのではなく、そういう他の障害のことを勉強して脳みその癖を把握したり生活スキルを組み立てるのがニキさんは上手ですね。他の人が一からニキさんみたいにお勉強するのは大変なことなので、それをわかりやすく消化して書いてくれているニキさんの本から学ぶのはオトクだと思います。

私の主治医はふだん、認知症や統合失調症、アルコール依存症の患者さんを主に診てるんです。いろんな症状を見慣れてる方に診ていただけて安心しています。ほかの病気が始まったときに早期発見してもらえそうでしょ。それに、ふつうの精神病院で、ふつう

の比率の患者さんたちを診ている人なら、緊急度とか重篤さとかに関する相場感覚が信用できそうだなあって。

なるほど。逆に言うと「足りない」って言われている「発達障害専門医」にはこだわってないのですね。まあ、どんな精神科のお医者さんでも、発達障害の知識は持っていてほしいとは思いますけど、ニキさんはご自分でも自閉症オタクじゃなく様々な障害について勉強して（もちろん定型発達研究もして）自分をアセスメントし、主治医も広い視点を持った先生なのですね。

バランス感覚とか相場感覚って、自分一人見ててもわかんないですから。

不適切な対応と無駄な争いを避けるためのアセスメント

ところがニキさんがインパクトが強かったせいで迷惑だ、っていう話もよく聞きますね、実は。紋切り型の知識のつけ方をしている支援者が、ニキさん＝自閉症ととらえてしまって、違うタイプの人の存在を信じてくれない、とか。コタツに入っても脚がなくならないから偽自閉症、とか。それってニキさんのせいじゃなく、そもそも人間のバラエティに気づいていない支援者がいること自体が問題だと思うんですけど。

それまで社会性やコミュニケーションの障害にばかりスポットライトがあたり、本人たちが社会と関係なく困っている身体の問題があまり話題になっていなかったので、自閉症にはこういう身体感覚の問題もある人がいますよ、と知らせているだけなんだけど、自閉症＝身体の問題と決め付けている、とか誤解を受けたりしましたが。

そんなときに花風社としては神田橋先生との出会いがあり、発達障害というのは脳のバグ、シナプスのどこかがつながっていないのだという理解をするようになりました。どこがつながっていないかは人によるのだから、症状が様々で当たり前だと。だから、その様々の目安となる軸をいっぱい探しましょうということになったんです。

たとえば私は嚥下に問題があって、これは運動機能の問題です。でも嚥下の問題がない人とか、コタツに入っても脚がなくならない人とか、むしろそっちの方が多いでしょう。

自分はコタツに入っても脚がなくならないから自閉症じゃないんじゃないかとか、色々言われました。逆にニキさんが偽自閉症だと主張する人もいたし、こんなお手紙もいただいたことがありました。「私は脚はなくなりません。コタツの中に入っている間、脚の画像を頭の横に浮かべとくように注意していますから」って。定型発達者の感覚からすると、それは「脚がなくなる」だろう、と心の中で突っ込みを入れたりしましたが。

たんに私より注意深くて、私より意志が強いだけですね。

そうですね。

前にも切り傷や骨折のたとえが出ましたけど、どっかの骨が折れていたら、どこであろうと骨折ですよね。人間いろんなところに骨があるからいろんなところを骨折する。そして、折れた場所によってできなくなることが違うでしょ。右手を骨折したら右手で字が書けないけど、足を骨折しても字は書ける。腕を折ったら骨折だけど足を折ったら違うとか、そういうものじゃないですよね。

そうねえ。

まあ、骨折というたとえにも欠点はあるんですけどね。正常に対する故障というイメージが強すぎるので。むしろ、骨が緑色してるとか、オレンジ色してるとかの方が近いかな、外から見えないけど。でもまあ、死んだら同じなんですよね。

その意味では自閉症も同じでしょ。死んだら定型脳も自閉脳も機能停止するし。公平。

年取ると定型脳の人も、なんだか我々に似てきますしね。それに、みんなどこが先に衰えるかは一定じゃないでしょ。ものすごく頭のよかった人が忘れっぽくなったり、性格の激しかった人が穏やかになったり、どっちに変わっていくか人それぞれですよね。それとおんなじです。

でもまあ、私たちは若いときから先取りしているだけかもしれませんね。先天性お年寄りだから。

そういう風に考えれば、自閉症の症状が様々なのは当たり前ですね。無駄な争いが減りますね。

無駄な争いをうむような誤解ってのは、不適切な対応につながりますからね。脚を折った人の腕を石膏で固めちゃうみたいな。

まあそういう誤解が出てきちゃうっていう現実はあるので、私と同じ箇所の骨折だけが骨折、みたいにならないように、ちょっとでも共通項をキャッチするようなキーワードをいろいろ考案してきました。「俺ルール」とか「モンダイな想像力」とか。

定型発達者が有利なのは

自閉症の人の認知の特性ね。それを表すキーワードを考えてきましたね、ニキさんは。

そういうキーワードを入り口にざっくり自閉症の特性、つまり、不思議な行動の「話せば長い、浅いワケ」をつかみ、そして様々な軸を手がかりに個別にアセスメントをしていく。そうするとたしかに、不適切な対応と無駄な争いは減りますね。

そして、アセスメントで得意なことと苦手なことを割り出して、それに取り組んでいく。おそらく定型発達者で社会適応がうまくいっている人は、これを高速でやっていると思います。定型発達者はざっくり数が多いから効率のいい努力のパターンのテンプレも多く、そのうちのどれかをある程度使えるけど、最後は個人個人の特性に応じて努力のパターンを割り出していると思います。

たとえば長沼先生の本の中には、「刺激を避けるタイプか、刺激に向かっていくタイプか」の違いを見極めることの有用性が書かれていますね。それによって有効な療育の仕方が違うのだ、と。あれは私の中で役に立つ考え方でした。周囲を観察する上でも、自分という人間の特性をつかむ上でもね。私は刺激を求めるタイプで、ニキさんは避けるタイプですね。

同じように刺激を避けるタイプでも、またさらにタイプが分かれていて、私の場合、臆病だけど一方で退屈しやすいんですね。刺激は怖いけど、だからって遠ざかるとたちまち退屈するんです。

例えば私は趣味として、スポーツ観戦は好みません。結果がわからないとどきどきしすぎるので。

でも伝統芸能は好きです。伝統芸能って、筋は知っていることが多いでしょう。でも演者によって演じ方が違ったり、細かいところを見るのが楽しみなんですよね。

クラシック音楽もそうですね。

そうです。元は知ってるんです。それで、細かい違いを楽しむものですよねあれは。結果的に、合ってる趣味を選んでいるんですね。というか逆に、趣味を手がかりに自分のタイプを割り出せるかもしれませんよ。

自分の好き嫌い、得意不得意を知る

ところが自閉圏の人の場合、ここで俺ルールや想像力のモンダイがバリアになってきますね。

たとえば、ニキさんがだいぶ大人になり、ひきこもり生活を経たあと気づいた事実に、「世の中の人は得意なことで勝負している」というのがありますね。

そうですね。

私自身はね、得意なことに力を入れてきた人間ですけど、まあ不得意を放置してきたツケを払うことも多いですよ。でもまあこの年まできてしまうと、それは自分で引き受ければいいことだと腹をくくってますけどね。

そして学校教育の中で、とくに不得意「のみ」に取り組めと強調された記憶はないんですね。でもニキさんに限らず、自閉圏の皆様はそういう記憶を背負っていることが多いようで。

得意なことを伸ばすか、苦手なことを引き上げるよう頑張るかっていうのは、永遠のテーマなんですけど。

得意なことやってるときっていうのは、気分が活発で、体調がいいんですね。

そうそう。それは我々もおんなじ。

そういうときに苦手なことやると、ちょっとできるんです。あるいは例えば私などは新しい場所が苦手だったりするけど、そういうことの練習は、趣味・道楽の場面で試したりします。前はできなかったことをやってみるとか。
仕事の場面だと失敗すると他人に迷惑がかかるでしょ。でも趣味だと自分が困るだけすからね。実験に使っていいと思うんです。
苦手なことこそ頑張らなきゃっていうのは、別に記述としてウソではないんですね。

とは？

人間、最低限クリアしなきゃいけない課題はたくさんあるわけですが、得意なことは知らないうちにできてしまっているので、印象に残らない。でも苦手なことは、同じようにクリアするためにはかなりの努力が必要だから、頑張らないといけませんね。そういう事実の記述としては間違っていないんです。

ふむ。なるほど。

だから得意なことも苦手なことも全部並べられて、これだけを最低基準としてクリアしてね、だったらわからないではない。

ははあ。そういう言い方のほうが誤解しないわけですね。

やりにくいやつもあるかもしれないよ、カンタンにできちゃうやつもあるかもしれないよ、でも子どもの義務はこれとこれだよ、みたいな。

ふむふむ。

これは頑張らないとできなかったから、これ苦手だったんだね、と逆からだったらわかるんです。

ふむふむ。

苦手なこと頑張ろうと思うと、何が苦手かまず探さないといけません。

そうなのか。

うん。そうなっちゃうから、だから苦手だろうが得意だろうが子どもの義務としてこれはクリアしたほうがいいよと言ってもらったほうがいい。

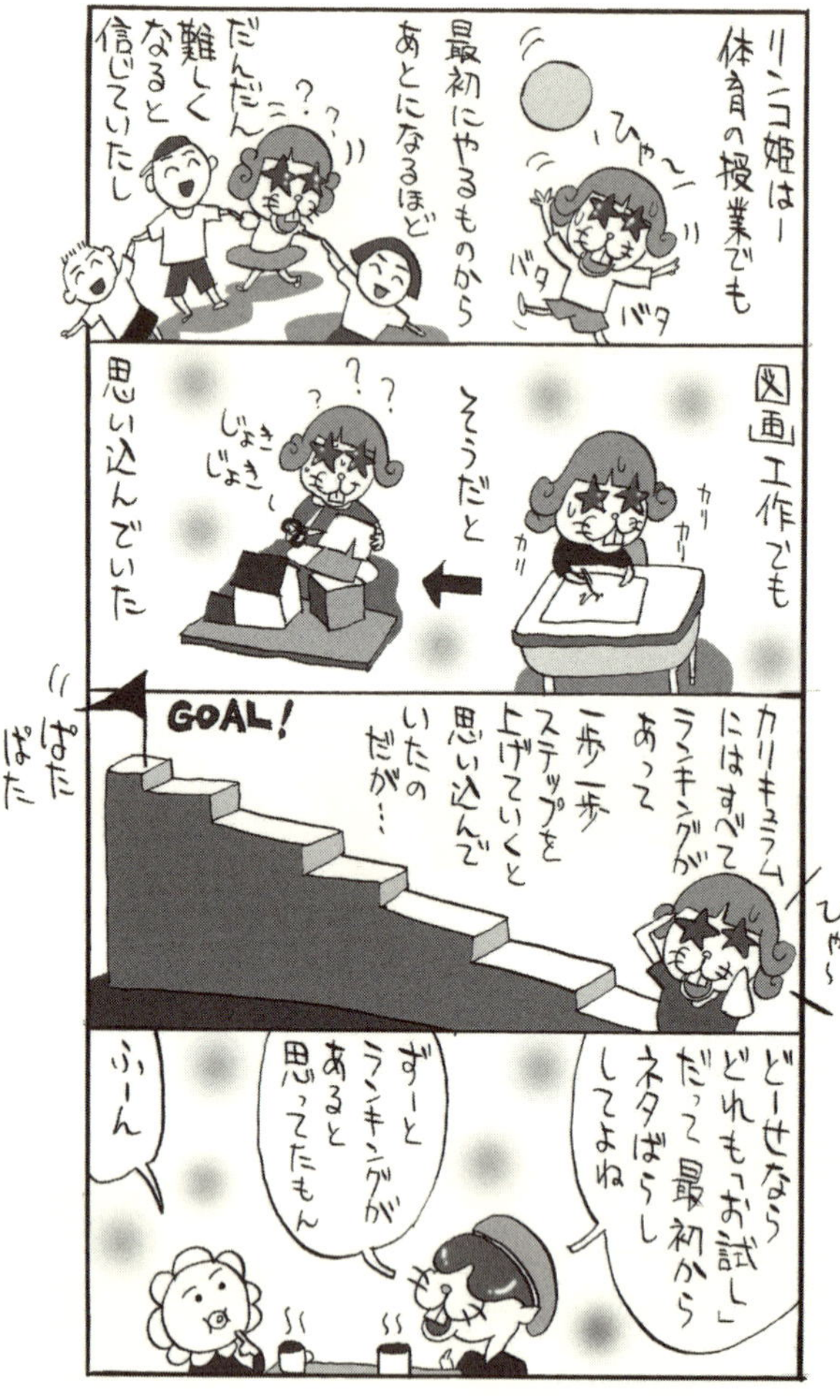
リンゴ姫は一体育の授業でも
ひゅ〜
バタ
バタ
最初にやるものからあとになるほどだんだん難しくなると信じていたし
？
図画工作でも
カリ
カリ
カリ
そうだと
じょきじょき
？
？
？
思い込んでいた
カリキュラムにはすべてランキングがあって一歩一歩ステップを上げていくと思い込んでいたのだが…
GOAL!
ぱたぱた
ひゅ〜
どーせならどれも「お試し」だって最初からネタばらししてよね
ずーとランキングがあると思ってたもん
ふーん

それだといいの？

その言い方だとまあ、間違いにくいですよね。「誰とでも仲良く」の受け取り間違いで嫌いな子につきまとってストーカー化するって話が前にも出てきたけど、あれは、いじめっ子っていえばいちばんつきあいづらい相手だから、この子さえクリアできれば誰とでも仲良くできる証拠になるぞって思って、いじめっ子につきまとって甘えてしまうんですよね。

あはは。でも実は、自閉圏の人からよく聞く誤解です。いじめっ子も迷惑だろうと思いますね。

いじめっ子がかわいそうですよ。人を勲章扱い、提出物扱いにしてるんだから、失礼な話でした。

でもね、これでもわかるように、誤学習してるうちは「実る努力」に結びつかないんですよ。

そういうことを重ねていると「努力は空しい」っていうことになりますよね。

実らない努力をいっぱいしてきて、自分は頑張っているのにどうして、ってなるのは、成人当事者に山ほど見られるパターンですけど。

苦手なことこそ頑張らなきゃ、を真に受けて、苦手なことを主戦場にしてしまうと生活楽しくなくなるんですよ。嫌いな授業ばっかりになったり。

本当だ。そうなると生活が楽しくないねえ。

運動・身体づくりへのモチベーションを育てる

例えばね、私は運動苦手だと言ってもできることあるんですよ。たとえばよじのぼり系好きです。のぼり棒だって、足の指が達者に使えるから、ズルをしてするする登っていた。

ほほお。

竹馬も一輪車も乗れるし。

残存能力ありますね。

あります。そして、遊び方面だけじゃなく、実用性のある運動能力もありますよ。凍結路面で転びかけたときに、ふんばったらわりと持ちこたえる。

ほほお。北海道暮らしに便利でしたね。

でも得意なことをやっても仕方ないって言われるでしょ。

は？

得意なことをやめるのには大変な努力が必要

得意なことはやってて楽しいから一生懸命やっていると、「得意なことはやっても仕方ない」って言われる。そう言われたら、得意なことをちょっとやめてみたりするんです。だからと言って苦手なことに取り組むわけではない。ただひたすら、得意なことをやめるだけで終わっちゃう。しょんぼりしちゃって元気出ないし。

「得意なことをガマンする」って、そこでひとつリソース奪われるわけですね。

ガマンするだけですでに闘ってますから忙しい。その上にしょんぼりしてたんじゃ。

「得意なことをやっても仕方ない」という言葉で、しょんぼりする人多そうですね。

多いと思います。
私もしばらく本読まない時期とかありましたもん。読み書きガマンしてたんです。

本好きな子どもだったでしょうね～ニキさんは。それで、「本ばかり読んで」とか言われたんですね。

そうです。
苦手なことをやれと言ったり、得意なことを制限したりするときにも、善悪というか価値観に結び付けないでくれるといいんですけどね。

どういうこと?

たとえば私、本を読むのは好きで、子どもにしては博学だとしても、実際の生活では色々間抜けなことやるわけですよ。

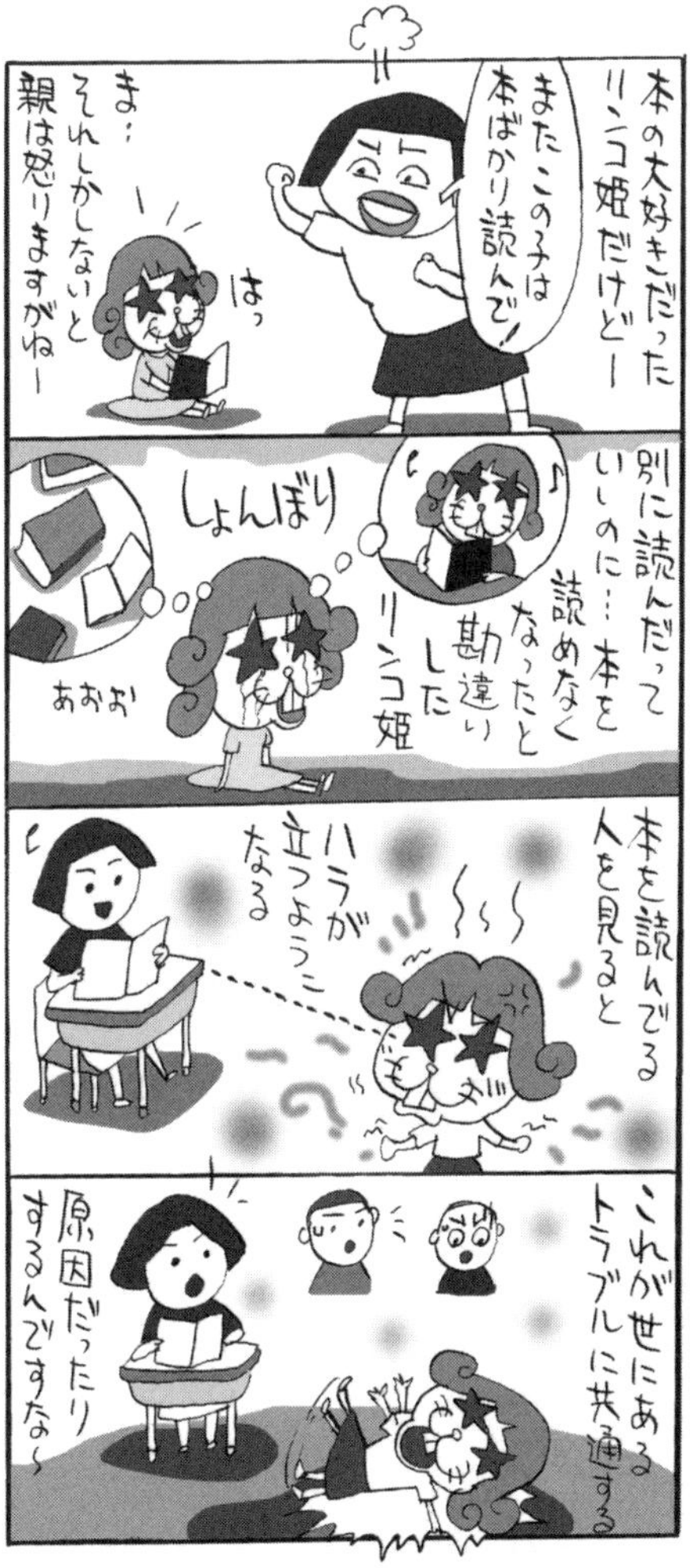
本の大好きだったリンコ姫だけどー
またこの子は本ばかり読んで!
はっ
ま…それしかしないと親は怒りますがねー
別にいいのに…本を読めなくなったと勘違いしたリンコ姫
しょんぼり
あおお
本を読んでる人を見ると
ハラが立つようになる
これが世にあるトラブルに共通する
原因だったりするんですな〜

ふむふむ。

そうすると言われるんです。「そういうことばかり覚えるくせに」「知識ばかり増えて」。あるいは本を読むのがかっこつけ、みたいな文化の中にいる人からは「かっこつけてる、キザ」みたいなことも言われます。そうすると、本を読みたいのにガマンすることになる。

それはね、やはり誤学習というか、受け取り方のモンダイだと思います。たしかにそういう言い方をするかもしれませんね、親とか教師って。でもそれって「這えば立て、立てば歩め」という心から出た言葉で「それが得意なのはわかった。ならばさらに不得意を努力するように」というココロだと思うんですけど。つまり、得意なことは続けていいんですよ。今ではニキさんも、その構造に気がついているだろうけど。でも当時は「本読むなんてキザ」とか言われたらそれ気にしたわけね。

真に受けますね。そしてガマンします。ガマンするのに精一杯で、苦手なことの努力までいかないかもしれない。

そして、自分が本当にやりたいことを続けている人への攻撃に結びつくかも。

あああああ、たしかにそういう人いますね。自分が本当はやりたいこと続けている人への攻撃に走る人。

そう。うらやましいですもんね。それとそれを支えている産業に対する憎悪。

あああああ、そこまでいきますか。

いく人、見ましたね。私はガマンが続かない性格でたちまちあきらめるから免れていただけで。必要なガマン、正しいガマンも続かないので困ることは多いんですが、恨まない役には立ちました。逆に言うと、そこまでいっちゃう人は、私と違って、必要な場面で必要なガマンができる力のある人なわけでしょ。もったいない話です。

う〜ん。そういうの教えてもらうと、成人ＡＳＤの人たちの不可思議な世の中の恨み方とか、謎が解けるかもしれないなあ。そして世の中恨み系の人の立ち直る力も発見できるかもね。

苦しまないと効果がない？

運動ってたしかに面倒ですが、私もまったくやってないわけではないんですよ。でも、苦しまないと効果ないいんだと思ってた。

は？

部屋に置く動かない自転車あるでしょ？ あれうちにあるんだけど、あれってやっぱりテレビ見ながらとか本読みながらとかこいでも効果ないんだよね、と思ってた。運動生理学の基本的な知識はあるんですよ。だから、たとえテレビ見ながらとか運動しても、身体になんらかの働きかけになっているはずだとは思っていたんですけどね。

当然です。今はね、ジムにある自転車とかでも、パーソナルテレビがついていたりiPodのケーブルがついていたりしますよ。そのほうが気がまぎれて、いっぱいできたりするし。

そういうの知らないから、「苦しくなければ運動にならない」とか言われると、苦しむことによって、何か別の効能があるんだろうかって思ってた。じゃあ自分はやっぱり本当の意味では運動していないなあ、とか。生理的には運動になっているけど、本読みながらだから「運動になってない」とか思ったり。

ああ、そういう誤解ですか。

そもそも楽しいとか苦しいの基準がずれているわけですよ、人と。私の場合。

体育の授業で、先生が「今日は長距離走」とか言うと、クラスメートが「え〜ドッジボールがいいのに」とかぶーぶー言うでしょ。そうすると先生が「楽しいことだけじゃ運動にならない」みたいなことをおっしゃる、おそらくそんな場面の記憶がルーツになってるんでしょうね。

だいたい、他の子が球技を楽しいと思っているってことを知らなかったからね。

そうだろうね。

私としては、しんどいけど、ただ走ってるほうがまだよかったし。「楽しい」の感覚がずれている上に「楽しいことだけじゃ運動にならない」って言われるし。しかも、「人は好みが色々である」という知識もない。「自分の好みは変わっている」という知識は、その応用ですからね。みんなはバスケットやドッジボールが好きっていうのも知らないし、先生がバスケットの好きな子どもをたしなめているとはわからない。
たくさん積み残しているんですよ。二、三段階下の段階から、みんなと土台を共有していないんです。その上に言葉が積み重なると、誤学習になりますよね～。

誤学習を防ぐために

こういうのを防ぐためにもね、体育でやることなんかはね、四月に全部発表してくれたらいいのに、と思いますよ。そして背景を説明してほしいです。「いろんなスポーツをひととおりかじってもらうことによって、もしかしたら将来やりたいスポーツに出会えるかもしれないので味見のために色々やってみます」とか、「中学に進んだときの部活を選ぶのの参考になるかもしれません」とか。いきなり「さあ今日はハンドボール」とか言わないで。
じゃないと「だんだんいいやつに進んでいくんだという誤解」もするし。

は？

図画工作でね、「切り絵」とか「レタリング」とか好きだったんですね。でも「肖像画」は苦手だった。だからレタリングのあとに肖像画がくると、肖像画のほうがすぐれているのにレタリングのほうが好きな自分は悪い人間とか思ってました。順番はランダムである、ってわかるといいなあ。たくさんの技法を効率良く学ぶためだとか、「一応お試しで全部やってみるんだ」とわかるといいなあ。

当たり前だから言わないんだろうね。

最初に「お試しに色々やってみる」と舞台裏を打ち明けてくれれば、いらない誤解が防げるんだけど。

これも「学校は練習期間なのに、ネタバレしない」というやつですね。

「やったら楽しいよ」とは言わないで

ジョン・レイティ先生の書いた『脳を鍛えるには運動しかない』を読むと、体育の授業をスポーツよりフィットネスにして学習効果の向上にまで結びつけた例なんかが載っていますね。本当は身体づくりって、それでいいんじゃないかという提案ですね。

野球とかサッカーとか、上手な子と差がついてしまうスポーツより、一人でできるウォーキングとかジョギングでいいんですよね。もちろん野球とかサッカーとかしたい子はする機会があるといいなあと思うけどね。

自閉っ子に運動を続けさせたいと思ったらね、もしかしたら、楽しいときにやめさせるといいかもしれませんね。

どうして？

先着一名様なのでね。記憶も最新のしか残らないわけです。極限までやって、疲れたときにやめたら「疲れた」という記憶しかのこらないでしょ。でも最新の記憶が「楽しかった」だと、またやろうよ、と言われたときに楽しかったことを覚えているでしょ。

なるほど～。

あとね、私の場合はね、事前に「やってみたら楽しいよ」とは言われない方がいい。運動とかでも。

なんで？

あんた子どもなんだから指示に従わなきゃいけないからこれがノルマ、と言われた方がやれる。

なんで？

やって楽しいわよって言われたら、もし楽しかったらまず悔しいし。

なんで？

「あなたのことはお見通し」って言われてるみたいじゃない。自分の狭い経験でも、こっちは予測しているわけですよ。そしてきっと楽しくないんだろうなあと思っている。でもうっかり楽しかったときに、「やっぱり楽しかった。すすめてくれてありがとう」と言える関係ならいいんだけどねえ。それが「それみたことか」と言われるとへこむから、楽しくならないように気をつけたくなっちゃう。

だから、なんで？

まずは勝負になっちゃって、負けたからですよね。その上、予告される恐怖、読まれる恐怖があるじゃないですか。

どうして？　どうしてそれがそんなに怖いの？

その人の言ったとおりに全部なっちゃうって、恐怖じゃないですか。やってもいないのに先のこと予告されると怖いですよ。もちろんこれは、言葉の受け取り方がモンダイで、理解が間違ってるんだけどね。

でもまあ楽しくならないようにしよう、って無駄な努力だよね。

でもそうしないと自分のプライドがつぶれてしまう。

そうなのか。

それにもうひとつ。現に楽しいのを認めた場合、やはり努力がチャラにされた気がするし。

新しいことを始めるってのはそれだけで大変なストレスなんですよ。だから、たとえやってみて楽しかったとしても、それはすごい抵抗感を頑張ってクリアしたあとのことなんです。その努力を正当に評価されていないというか。

新しいというだけで、楽しくてもかなりの犠牲を払っているんですね。それを「楽しかったでしょう」で済まされると「俺の頑張ったのどこいった？」みたいな。

言ってる方は結構適当に言ってるだけだもんね、実は。

そう、実は当て推量で言ってただけだとわかってくると、今度は腹が立つの。無責任だなあと思って。言葉はもっと大切にしようよ、って。

なるほど。

言葉を厳密にとらえているからね。本当のところは「やってみなきゃわからない」でしょ。

仰せの通りでございます。そのあたりが真実。

それにたとえば運動している間、「楽しい？ 楽しい？」としょっちゅう顔色伺われるのもうっとうしいですね。報告しなきゃいけないと、集中するヒマがない。
だからねえ、「大人が決めたことだからやりなさい」と言われるほうがまだ、「楽しくならなくてもいいという自由」が与えられるんですよ。やったら楽しいわよ、って決められてしまうと、「いやだけどがんばったね」って認めてもらえないわけですよ。「好きでやってるだけじゃない」って言われてる気がする。「へえ楽しかったの、それはもうけもんだね、よかったね」って言ってくれたらいいのに。

中田大地君（『ぼく、アスペルガーかもしれない』等著者・現在小学生）はね、運動なんて苦手だしもともと好きじゃなかったと思うけど「将来働ける大人になるためにやりなさい」って教えられてるの。

そのほうがいい。それだったらできる。予測と予測の勝負にならないから。「約束だから」とか「課題だからクリアして」みたいに強制されるほうがやりやすいですね。

そうなのか。じゃあ結果的に大地君方式ってよかったんだな。まあ彼の場合、なんでモチベーションが高いかっていうと、周囲がちゃんとネタバレしてるからなんだけど。

食べ物にしたって、私自身は嫌いなものはあまりないけど、嫌いだけど「必要な栄養素だから」とか「うちの決まりだから」食べなさいと言われたほうがいい。おいしいよ、って言われるより。

おいしいよ食べなさい、はダメなんだ。

おいしくなかったとき、「じゃあおいしくない私はうそつき?」って思ってしまうし、せっかくおいしくないのを頑張って食べたのに「おいしいでしょ」って言われるとそれは努力を認めてもらえてないでしょ。「楽しいわよ」とか「おいしいよ」とか事前に言わないでほしいんですよね。

まあ私は、自閉っ子にはウソをつかないようにしてる、っていうのが心構えなんだけど。おつきあいする上での。

あと、楽しかったりおいしかったりしても、「それみたことか」とドヤ顔しないでほしいな。

言ってる側はね〜、ドヤ顔のつもりじゃないと思いますよ。喜びを共有したいのだと思う。

でもすごい屈服させられた感じ。

そうなのか。

自分の一部が自分を裏切った感じ。自分の予測が外れると恥ずかしい。自分の眼力のなさをこれでもかこれでもかと見せつけられる思い。せっかくおいしいのに、楽しむ余裕が残らなくてもったいない。

う〜ん。私たちはそういう状況を、「予測が外れた」、とは受け取らないなぁ。「気が変わった」の方が近いと思う。あるいは「状況が変わった」とか。前は予測し得なかった条件が出てきて、変わった。そこで予測と違ったのを別に恥じないというか。

周囲の人たちも気が変わるんだとか、そういう情報が集まればいいんだけど、「自分は首尾一貫していたい」「人にも首尾一貫していてほしい」という欲求が強いとねえ。
人は「やっても楽しくないだろう」と思っていたら意外と楽しかったり、「楽しいだろう」と思っていたらさほど楽しくなかったり、中ぐらいだろうと思ったら案の定中ぐらいだったり、ありとあらゆる組み合わせがありうるということを、子どもはまだ習っていないですから。

あ、そうなの。

それを先に習っていないところに「やったら楽しいよ」と言われたら、それだけが突出して入るんですよ。だから内面を勝手に読まれる恐怖だったり反発だったりになるんです。まあこれも理解の到達度しだいでして、「かもしれない」がかなりしっかり身についてくると、ゆっくり考えれば自分で「かもしれない」をくっつけることはできる。「あ、面白いかもしれない、って言ってるんだな」って書き換える。でも、「かもしれない」の概念がまだ身になってない人はまず無理。

だいたいさ、「やったら楽しいよ」って、楽しいから勧めてるわけじゃないですよね？

やってほしいからそういう言葉を使うんです。そして実際、みんな楽しくしようと必死になってるの。

だから、ウソつかれたわけじゃないですか。理由という面では。

ウソ。はあああたしかに。

必要だからやってほしいんだけど、説得材料として「やってみたら案外楽しいかもしれない」というのを持ってきました、とその構図がなかなかわからないんですよ。

それが難しいんですね。

さっきみたいな「楽しかったら悔しい、怖い」っていうのは、ある程度、自我が出てきてからの話、というか、「楽しくなさそうだなあ」とか自分なりに予測をするようになってからの話ですが、もっと幼い段階だと、「そうか楽しいのか」って何でも信じますよね。そのころは、楽しいと言われてやってみて、楽しくなかったら騙されたって気がするし、失敗したって思うんですよね。別に楽しくなくても、やることやったんだから課題はクリアしてるはずですよね。なのに、勧める動機を、「楽しいんだから勧めたんだ」って誤解しちゃうと、クリアできたんだってことがわからなくなる。努力したのにね。

努力したことは、ちゃんと評価しないといけないわけね。まあ、それはみんなそうだけど。じゃないとさらなる努力につながりませんわね。

「気が変わる」が難しい

「人は気が変わっていい」って何回も叩き込んでくれるといいと思います。気が変わった人の話をたくさん聞ければいいんだけど。

やっぱり経験値だねえ。

経験がないと自分の見えている世界から抜け出せないから。でも、人づき合いが少ないと、噂話という形で他人の経験が入ってこないでしょ。私はフィクションをたくさん読んで覚えましたね。イヤなところお嫁にいったら意外と相性よかったとか、そういう話あるでしょ。

あるある。

そういう話をいっぱい仕入れられればいいんだけど。それって世の中への恨みを解くことにもつながりますよね。

ほんと？　その話聞きたい！　なぜか自閉圏の人が勝手に抱く世の中への恨み、というのが私には不可解だし、共存していく上で非常に不便だと思っているので、そのあたりは知りたいです。

世の中への恨みの解き方

私はね、ＡＳＤの人が社会と共存していく上での最大のバリアが、誤学習に基づく私たちには理解できない社会への恨みだと思っているんですよ。そしてニキさんは、アプリオリに恨みを持たない人なんだと思ってた。でも違うのね。やっぱり誤学習→恨みへの道筋はたどっていたのね。手動で世の中の謎を解いてきて、それで今があるのね。

まあね、何かあっても、あきらめて流すのが早いっていうのはあるんですよね。

あああ、そこ似ているんだろうな。ほとんどニキさんと私は共通点ないけど。ビールの銘柄の好みくらいだよね。

チープなことで気を紛らすのをガマンしない体質です。おいしいものとか、目先の快楽に弱い。あんまりまじめにつきつめて考えないんです。その分、時間とか予算とか足りなくなって、後で急にあわてるんですけどね。

そうね。

でも独裁者にはなりたかったんですけどね。

ああ、そうでしたね。自分のことお姫様だと思ってたんだもんね。いつか縦巻きロールが生えてきて、将来は王様になる予定だったのよね。

施政をね、「私がやればうまくいく」と思っていましたね。

根拠は？

ない。単なる「自分の好みに合った世の中」と「よい世の中」の混同ですね。自分のような考えが広まればいいと思っていた。

それはまあ、よくある思い込みだよね。そういうのを抱えているＡＳＤの人に迷惑して、裁判起こしたこともあったけどね。彼なんかも自分の考えを広めたいみたいだっ

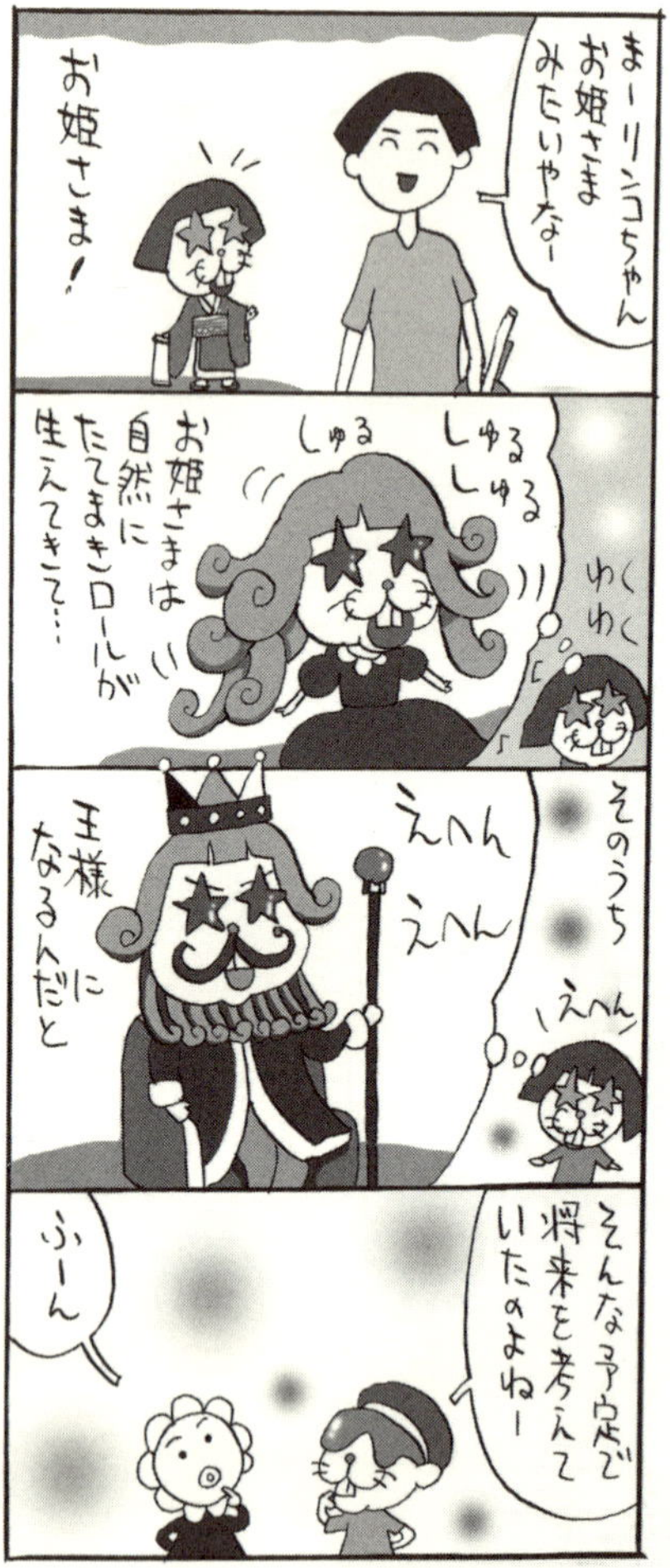
まーリンコちゃん
お姫さま
みたいやなー
お姫さま！
わくわく
しゅる
しゅる
しゅる
お姫さまは
自然に
たてまきロールが
生えてきて…
そのうち
えへん
えへん
えへん
王様に
なるんだと
そんな予定で
将来を考えて
いたのよねー
ふーん

たな。なんでそんなに自説を広めたいのか、そのために違う説を唱えている私たちに関していんちき言いふらしていいと思ったのか激しく謎なんだけど。どれだけ嫌ってくれてもかまわないんだけど、いんちき言われると困るから、裁判にした。

自分にとって大問題でも、他人の生活の中でどれくらいのウエイトを占める問題なのかは違うでしょ。そこに想像が及ばないんですよね。そこがモンダイな想像力の一つ、想像の不足。色々な人にそれぞれの生活があるということを想像することが難しいと、押し売りになってしまう。

ああ、それは難しそうだねえ。

私をそういう行動へのリスクから解放してくれたのはたぶん短編漫画なんですよ。社交が苦手だとどうしても、数少ない、本当に大事な人たちだけとじっくりつきあう、という人間関係になる。それだと、人々の抱えている背景のバラエティ、幅広さがわかりにくい。マンガといってもね、事件が起きたりするより、いろんな人たちの生活を描いているやつがいいんです。マンガ雑誌の中では箸休めみたいに載っている、四ページものとか六ページものとかほのぼのしたやつの方が、生活実感の比率が高い。それも、なるべく登場人物は多い方がいい。だいたい、ギャグ漫画って初期の登場人物だけじゃ間が持たなくなって、どんどんサブキャラがふえてくる。秋月りすの『ＯＬ進化論』なんかもっと徹底してて、レギュラーキャラも描くけど、二度と出てこない使い捨てキャラが毎回たくさん出てくるんです。それだけ、観察できる人数が増えますからね、たぶん効果としては最強です。そういう意味で、漫画にも実物より教育的効果のすぐれている点はありますよ。現実の生活だと知り合いプールが少ないというのもありますが、そもそも、人にはそれぞれバックグラウンドがあるということに関心を持たないと、数少ない知り合いの背景も知ろうとしませんし。でも、本にしろテレビにしろ、他人が作ったものだと強制的に描いてありますから、作り手の編集力を借りることになりますね。絵本で言えば『さむがりやのサンタさん』的なものが参考になりそうだと思ったなあ。サンタさんの背景をじっくり掘り下げてるんですが、ほかの人についても背景を想像するのが楽しくなりそうなんです。

　でもこういうのってね、いざ何かトラブルがあったとき、自分の考えが通らなかったときに、「人にはそれぞれ考えがあってね」って教えられてもダメなんですよね。

　問題が起きてから教えられると、「叱られた！」って思いとリンクしてしまうから。だいたい修羅場では何にせよ頭に入らない、身につかないものですが、平時に見てればいい教材だったものが、事後だとお説教の補強材料になってしまう。

そうなのか。

叱られて与えられた課題みたいになってしまうと、罰に見えちゃいますからね。平穏に聴きやすいタイミングってのは毎日暮らしていればあるんだから、そこで教えてほしいんです。

なんにもトラブルがないときに、たくさんの生活があって、それぞれの考えがあるんだと学んでおくといいと思います。何でもないときに、ほのぼの系の漫画をいっぱい読むといいと思う。たいしたことは起こらないけど、キャラの個性がギャグになる漫画。なるべくサブキャラがいっぱいいる漫画。

そうか。いざ何か腹が立つことがあってから「人それぞれだよ」って言ってもだめなんだ、ふだんからそういう情報に触れておくのが近道なんだ、っていうのは勉強になった。

独裁者になりたいけど、独裁者はしんどい

そんなわけで、独裁者の尻尾は、たしかに引きずってきた。それは不幸なことなんだけど、多少の優越感はあるんだよね。

へー。

実際に王様やるのはしんどいはずだけど。

そうね。人間関係のスキルもいるし。陳情なんか持ってこられちゃうし。そういうことに考えが及ばないと、王様に憧れるかもね。

あとね、これはわりと小さいうちに気がついたんですけど、私は体質的に負けを認めるのが下手なんですよ。言い訳がきたないし。

ああ、なるほど。それは傍から見ると問題を引きずりそうですね。愛甲修子さんの言う「こびりつき脳」ってやつだな。

でもそんなときに、別のことで挽回している自分とかを想像すると立ち直れる。すべての分野で劣ってるわけじゃない、って思える。

「すべての分野で劣っている」という思考も、「別のことで見返す」っていうのも、私にはあまりそういう実感ないけど、しばしばＡＳＤの成人から聞く表現です。しんどそうだなあと思うけど、「見返す」っていうのは一種の原動力にはなるだろうなあ。

努力が報われないとき

ところで私は、どうも努力万能主義者だと一部で誤解されているところがあるけど、前章でも見たとおりそうではないですね。ニキさんと同じでまじめじゃないし、チープな気晴らしで気晴らしできます。努力してもできないことがあるのは知ってるし、見切りが早いかも。
　でも自分と社会のつながりがある部分、自分なりに社会のお役に立てる場面では努力しますね。そしてその努力は報われると単純に信じてるかもしれません。報われないときもありますよ。でもそれは時間差で報われると思っています。少なくとも今努力が実らないことが、努力をやめる理由にはならないと思っています。

努力が実らないことは、努力をやめる理由じゃないかもしれないけど、へたばる理由にはなるかもなあ。

ああああ、なるほど！　目からウロコです。

そこを混同しないようにしよう、って。

おお、そうだね。そういえば。

つまり、努力をやめちゃった人は、「怠慢」なんじゃなくて「たんに疲れてる」ってこともありうるということね。

どうも私の認知のかたちとして、そういう事態をあんまり想定しないのよね。そのへんが私の偏りだなあと自覚しているんですけど。

私の場合には、やりたくないとき、「めんどくさい」という言葉を多用するんですよね。

使うねえ。その言葉。そういえば。

もっと分析すればきっとさまざまな状態を、ひっくるめて「めんどくさい」ですませちゃってるんですよ。それを細かく分類すれば、

・目標が高すぎる
・勘違いのせいで、不可能な課題設定をしている
・自分にはできない工程がどこかに入っている
・意義が感じられない作業なので、モチベーションがわかない

・手段が不合理だったり、人と比べて不公平だったりして、徒労感がある
・すでに作業を長時間続けていて、疲れている
・体調が悪い

とか、いろいろに分かれるはずなんですけど、どれも「めんどくさい」って感じます。感覚が混線していて、切り分け不足なんですね。体調悪いのか、キライな作業なのか、いちいち考えないとわからない。

すべきことをやりたくないとき、分析って大事なんですね。で、その分析は手動。しかも作業中の様子って、はたで見てるとものすごく愚痴っぽい。

ああ、そうだ。時々私が辟易としちゃう自閉っ子の愚痴っていうのはそういう作業だったのか！　だったらもっとつきあってあげないといけなかったかも。

「めんどくさい」と思っても、全面的に気に入らないのではなく、ネックになってるのはごく一部かもしれない。で、小分けしたら案外できちゃったりするんだ。

なるほど。

陰謀論に陥らないために

あとね、私が陰謀論とかに陥らずにすむのは、やはり理系の勉強したことが大きいのかも。陰謀論にはまりがちな人も多いでしょ。

多いねえ。何かいやなことが起きると、誰かが自分の知らないところで陰謀を企ててこうなった、っていう考え方ですね。

そう。でも世の中のたいていの人災は、陰謀ではなく無能さか人手不足から起きているんですよね。

あああたしかに。そう考えると、腹が立つことが減るかも。

私自身について言えば、陰謀論には陥らないけど、世の中全般への恨みが薄い代わりに、自分に迷惑かけた特定の人物への恨みはわりと強いんです。でもそれにはからくりがあるなって最近気がついたの。

何かこちらに迷惑をかけてきた場合、私はその人物が「怠慢」か「悪意」の結果そういう行為に及んだと考えるのね、デフォルトで。でもよく見たら、たんに能力の欠如でこっちに被害が及んだだけだったりするのよね。それこそモンダイな想像力とか。

そう思うと、注意したりこれ以上迷惑をかけるなという警告はしても、それ以上引きずらなくてもいいんじゃないかと思いつき始めたのがこの年になってからです。だって無能力だったら、責めても無駄だもの。

まあその無能力を当人が自覚せず、結果的に社会の迷惑になっている場合には、指摘し続けることには意味があると思うけど。いくばくかのね。

でも無能力を指摘されて頭にくる人は多いでしょうから、その跳ね返りは受ける覚悟をしておかないとね。

努力の必要性　まとめ

ニキさんの話は、自閉っ子と努力ということを考える上でとても参考になりました。さて、まとめに入ります。

まあ要するに、「本当のこと」を言えばいいだけなんじゃないの、って感じですが。

まずこの世の中に適応していくためには、努力が必要だとわかってもらう必要がありますね。

そのときに「こちらに合わせろ」だと屈辱感があるので、自閉の文化をあくまで否定しないでもらいたいです。

それはもちろんですね。私は「適応」って言う言葉も、実は不十分だと思ってます。社会は適応するっていうより、プレイヤーとして参加して形成に携わるところ、っていうのが私が社会に持っているイメージだし、障害があるからってそれをあきらめてほしくない。本人も、そして周囲もね。

私の場合、大人と子どもはデジタルに分かれていると思っていたから、大人ができることは二十歳になったその瞬間に自動的にできるようになると思っていました。まさか大人がそれまでに準備と訓練をして、大人になったのだなんて思わなかった。だから、努力の必要性がわからない子には、教える必要があると思います。

なるほど。必要性がわからないと努力できない。でもいったん入れてしまえばハイパーりちぎぶりが発揮されてきちんと努力できる人たちですものね、自閉っ子は。
別に努力努力で一生行かなくても構わない。でもニキさんの言うとおり「初期投資」をしておくと効率がいいので、人生の最初のころにしっかりと投資しやすい環境を周囲が作ってあげるといいですね。

お手伝いなんかでも、ちゃんと頼んでほしいですね。ただ私が子どものころ言われたのは、親に言われてお手伝いしても、「頼んでやってもらったってうれしくない」とか。

ああ、言うよね、大人はそういうこと。でもとりあえず「察して気を利かせて」っていうところは、子ども全般に、とくに自閉っ子にはバリアが高いので、あきらめてもらいましょう。それが障害を理解するということだと思います。

あとね、何時までにやっといて、って言われた用事をわりとぎりぎりに始めて、よしよしちょうど間に合うなと思いながらやってたら、大人の都合で早くほしくなったからって「まだできていないの？」って言われるとね。これ、まだ始めてないうちに言われるより、作業中の方がダメージ大きかったですね。どうも、やってる最中に叱られるって組み合わせが悪いみたい。「やると叱られる」みたいな連想ができてしまって。

自閉っ子は因果関係を誤ってとらえることがあるし、一つの記憶が全画面表示になるわけだから、適切な指示の出し方をよく考えないといけませんね。タイミングも大事だし、一貫した指示を出さないといけない。

そういうのは早く診断がついて周囲が対応を学ぶことによって、ニキさんが子どものころとは違ってくるはずです。自閉脳の世界の切り取り方を周囲が知ることで、誤学習が減るはずです。そのためにもニキさんの本をよく読んでいただきたいですねえ。

そして「やったら楽しいよ」と言わないこと。楽しいか楽しくないかは関係なく「決まりだからやりなさい」「子どもだから大人の指示に従いなさい」の方が聞きやすいです。やるべきかどうかは大人が決めていい。でもやってみて楽しかったかどうかは子どもに決める自由がないと。

それも目からウロコでした。定型発達側も決して悪気はないんですけどね。

そして、ごほうび。「贅沢は素敵だ」っていうことを否定しないでほしい。働いた結果の実りを享受することは悪いことではないのだと、早くから教えてほしいです。とくに学校現場でこれを否定されて、世の中を誤解してきたお仲間は多いです。

そうですね。でも学校も気づき始めたし、変わり始めたと思いますよ。

贅沢は素敵。遊ぶ金ほしさに働きましょう。趣味があって仕事があって、両立していると大人は楽しいです。それが結論です。
　私が書いてきた本って、ある意味、私自身の黒歴史なんですよね。こんだけ遠回りしたんだよ、っていう。ほんとは恥ずかしい。

これだけ遠回りした上、恥をさらしたんだから、せめて金銭的に報われるとうれしいですね。大ベストセラーになってほしいです。

そうですね。さて、この本も終わりとなりました。読み終わってご満足いただけたら、どうか読者の皆様、周囲の方たちに勧めてください。決して回し読みなどなさらぬよう。ニキさんのこれまでの努力が報われるように、ぜひよろしくお願いいたします！